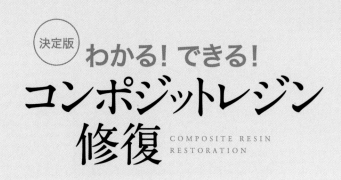

決定版 わかる！できる！
コンポジットレジン
修復 COMPOSITE RESIN
RESTORATION

复合树脂修复实战攻略

主　编　［日］宫崎真至

编　者　［日］青島徹児

　　　　　　秋本尚武

　　　　　　田代浩史

主　译　王　磊　于利洁

U0377034

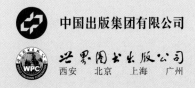

中国出版集团有限公司

世界图书出版公司
西安　北京　上海　广州

图书在版编目（CIP）数据

复合树脂修复实战攻略 /（日）宫崎真至主编；王磊，于利洁主译 . —西安：世界图书出版西安有限公司，2024.2
书名原文：WAKARU! DEKIRU! KETTEIBAN KONPOJITTOREJINSYUFUKU
（A clinical guide to "Definitive Composite Resin Restoration"）
ISBN 978-7-5232-1125-0

Ⅰ . ①复⋯　Ⅱ . ①宫⋯ ②王⋯ ③于⋯　Ⅲ . ①牙—树脂基复合材料—修复术　Ⅳ . ① R783

中国国家版本馆 CIP 数据核字（2024）第 048281 号

书　　名	**复合树脂修复实战攻略**
	FUHE SHUZHI XIUFU SHIZHAN GONGLÜE
主　　编	［日］宫崎真至
主　　译	王　磊　于利洁
责任编辑	马元怡
装帧设计	新纪元文化传播
出版发行	**世界图书出版西安有限公司**
地　　址	西安市雁塔区曲江新区汇新路 355 号
邮　　编	710061
电　　话	029-87214941　029-87233647（市场营销部）
	029-87234767（总编室）
网　　址	http://www.wpcxa.com
邮　　箱	xast@wpcxa.com
经　　销	新华书店
印　　刷	西安金鼎包装设计制作印务有限公司
开　　本	889mm×1194mm　1/16
印　　张	11.75
字　　数	330 千字
版　　次	2024 年 2 月第 1 版
印　　次	2024 年 2 月第 1 次印刷
版权登记	25-2024-014
国际书号	ISBN 978-7-5232-1125-0
定　　价	138.00 元

医学投稿　xastyx@163.com ‖ 029-87279745　029-87285296
☆如有印装错误，请寄回本公司更换☆

主译简介
PREFACE

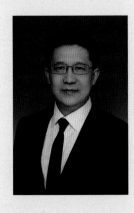

王磊 口腔全科医生，口腔美容主诊医生，中国民主建国会会员。2000年毕业于西安交通大学口腔医学专业，现就职于北京大学口腔医院第二门诊部综合科。从事口腔全科临床诊疗工作20年余年。西安交通大学口腔行业校友会秘书长，中国整形美容协会牙颌颜面医疗美容分会青年理事。民建中央助力乡村振兴健康帮扶医疗团副秘书长，民建北京市医药专委会委员，民建北京市西城区参政议政部副部长委员，民建北京市西城区医药专委会副主任委员，民建北医支部支部委员。英国英舒美美白认证医师，美国3M公司、KaVo集团旗下Kerr品牌、日本GC公司、日本SHOFU公司等国际知名牙科公司特约树脂讲师，美国格理集团（GLG）行业专家顾问。曾获3M公司第一届树脂病例大赛优秀病例，第14届中国国际口腔学术研讨会——口腔临床案例报告修复专业组一等奖，第16届中国国际口腔学术研讨会优秀病例奖，第17届中国国际口腔学术研讨会牙体牙髓病学案例大赛二等奖，获"口腔好医生·卡瓦梦想秀"中国首届口腔跨学科病例大赛三等奖，第二届"可乐丽菲露"杯全国美学修复案例大赛一等奖。译有《口腔全科医生手术精粹》一书，参编西安交通大学十四五规划教材《口腔临床典型及疑难病例解析》一书。实用新型专利2项，外观专利1项，曾参与国内首款口腔人工智能软件的研发。

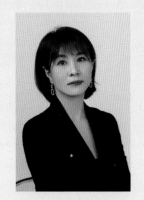

于利洁　医学博士　讲师　主治医师

1998年毕业于河北医科大学口腔医学院，2000年获得口腔医学修复学专业硕士学位，2000年在日本信州大学医学部齿科研修一年（特别研究生，师从仓科宪治教授），2001-2004年在日本大分大学医学部担任客员研究员（生化学讲座及齿科讲座），2008年获得医学博士学位。2004年-2009年河北医科大学口腔医院修复科主治医师，讲师，从事医教研工作。考取心理健康咨询师。中国牙病防治基金会授予健康口腔推广大使（2021-2023）。中华口腔医学会会员，中华口腔医学会修复学会会员，中华口腔医学会儿童口腔学会会员。

在《中华口腔医学杂志》《肿瘤》上发表论文各一篇（第一作者），参与科研并发表论文20余篇，主持河北省自然科学基金项目1项，参与国家自然科学基金项目2项，辅助培养硕士研究生10名。

现任松风齿科器材贸易（上海）有限公司临床技术讲师，曾为日本知名专家宫崎真至、秋本尚武、高桥登、福本敏等教授担任课程口译以及文章翻译。美国CR口腔产品测评报告中国编委，极周在线特约讲师，美国皓齿公司临床技术顾问，深圳施崴特齿科器材有限公司临床技术顾问，古莎齿科有限公司科学技术经理。

在国内与多个院校专家合作组织微创美学修复研讨活动，让更多医生有机会了解口腔新材料和新技术的发展趋势。个人在国内进行口腔树脂修复讲座及儿童龋病防治等课程几百场，理论知识、临床技术与材料应用有机结合，为牙医架起技术与产品应用的桥梁。关注关爱儿童口腔健康以及口腔预防领域，关心医患沟通以及患者心理，与诊所共建儿童口腔健康管理平台。

原作者名单
CONTRIBUTORS

主编

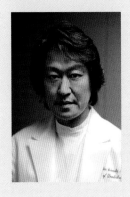

宮崎真至
Masashi Miyazaki
日本大学歯学部保存学教室修復学講座教授

编者（按出现顺序）

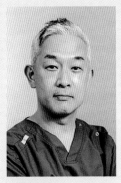

青島徹児
Tetsuji Aoshima
青島デンタルオフィス

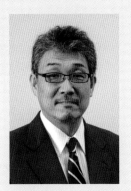

秋本尚武
Naotake Akimoto
秋本歯科診療所

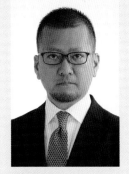

田代浩史
Hirofumi Tashiro
田代歯科医院

原作者名单
CONTRIBUTORS

宫崎真至　　　高见泽俊树

辻本晓正　　　黑川弘康

青岛彻児　　　秋本尚武

田代浩史　　　坪田圭司

译者序
FOREWORD

　　复合树脂直接修复作为微创美学修复的重要支柱之一，已成为众多医生首选的牙体修复治疗手段。我们作为热衷于修复专业的医生，也被树脂修复的微创性及艺术性吸引而对其情有独钟。复合树脂修复集中了术者的临床知识与经验、科学与艺术、适材适所的材料选择，从而能够在椅旁高效地让患者展露笑颜。牙体粘接技术的研究，树脂材料的飞跃发展，临床术式的改良，越来越顺手的材料，一起赐予了树脂修复越来越高的临床效率及成功率。

　　然而，树脂修复是一门看似简单其实包含着太多细节及技术敏感性的操作技术，每一个临床步骤都需要经验、关键操作点以及材料的正确应用作为支撑。知其然才知其所以然，对理论有了深度的认知才能知道应该如何去做，对材料有了深入的了解才能知道应该如何去选择，对临床治疗有了既定目标才能一步一步把控所有细节，才能攻克一个个难关并最终走向完美的修复效果。

　　初见宫崎真至、青岛徹儿、秋本尚武、田代浩史四位学者编著的《复合树脂修复实战攻略》一书，眼前一亮，拜读后爱不释手。此书承载着各位大师对树脂修复的热爱，凝结着他们积累了多年的经验总结。全书从材料选择到理论知识，再到操作技能要点，内容综合性极强，全方面地汇总了复合树脂修复实战中的各种攻略，精心总结了诸多复合树脂修复过程中常见的问题与解答，解答了我们在临床工作中被困扰多年的多种问题，实用性强。

　　我们有幸将这本临床指导性极强的书籍译成中文并推荐给大家，希望这本书能帮助你，陪伴你在树脂修复的领域里逐渐成长，成长为更了不起的自己！

王磊　于利洁

2024 年

写在发行之前

在信息化的时代，与复合树脂修复材料取用及临床技法相关的书籍、动画等各种资源触手可及。在线下演讲培训开展困难的现状下，不管是 DVD 还是网络上的视听素材等动画视频都得以充分利用。20 年前的演讲会使用的还是插片式幻灯的投影，用很大的背包把幻灯片带到会场，用投影一枚一枚地播放幻灯。与那个时代相比，现在早已进入信息量爆炸式提升的时代。

面对信息如潮的现代社会，通过书籍传递知识信息的重要性依然没有改变。尽管常规的演讲或视频试听资料的信息量很大，但这种知识来源属于被动接受，它们会随着时间的流逝逐渐消失。与其相比，书籍则是可以反复阅读不断深化理解的信息源，还可以通过图表确认知识点。阅读是主动的行为，人们在阅读时通过不断的记忆加深来进行知识的获取与巩固。

本书由 2015 年发行的齿届展望特刊"わかる！できる！コンポジットレジン修復"（决定版）修订而成。书中尽可能将想传递的内容通过简短的文字表述出来，大量图片让临床手法要点更明了，让读者更能理解编著者的技术。

读者如能从书中感受到热衷于复合树脂修复的作者们的内心，我不胜荣幸。

宫崎真至

目 录
CONTENTS

第四章 问与答

复合树脂修复问与答

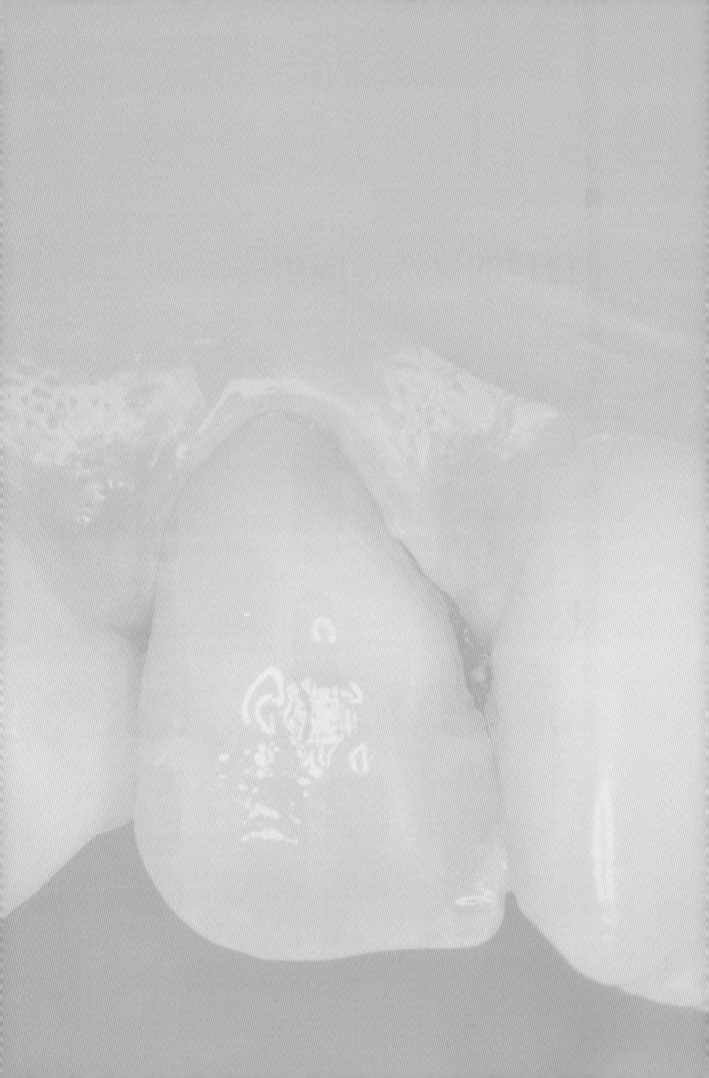

第一章

基础与趋势

材料的优选是成功的保障

有何区别？

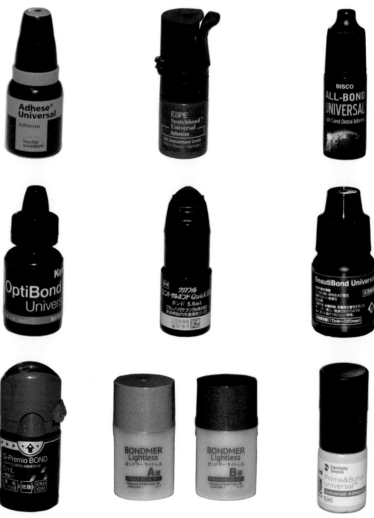

通用型粘接剂

选择哪个？

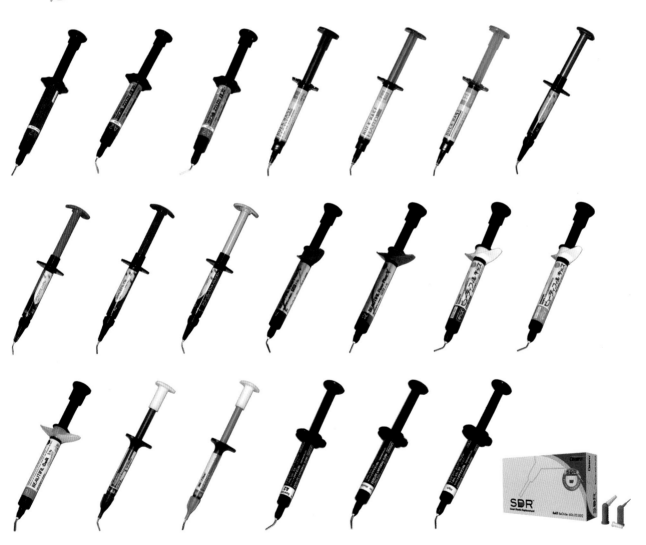

流动型复合树脂

材料的优选是成功的保障

关于复合树脂修复系统基础研究的成果已逐渐在临床被活用，尤其是被粘接牙相关的知识对牙体粘接性能的提升做出了重要贡献，这使得更多健康牙体组织被保留的同时，牙齿功能性得以提升，功能与美学更加协调。本章内容对牙体粘接基础知识进行总结，同时也尝试让大家了解目前高频率使用的通用型粘接剂以及流动树脂。

宫崎真至　高見澤俊樹　辻本暁正

牙体粘接的基础与趋势

1. 临床使用基础

随着人们对龋病了解的不断深入，修复材料的机械性能和操作性能不断被提升，现代牙体保存治疗更加提倡微创理念（Minimal Intervention，MI）[1]。牙体粘接材料的进步，让MI理念成为可能，同时牙体粘接作为基本技能也得以在临床应用（图1）。

牙体粘接技术在临床的优点主要体现在以下几个方面。

提升修复体的固位效果：不需要固位形。

健康牙体组织得以保存：不需要预防性扩展，无基釉得以存留。

减少边缘微渗漏：防止继发龋及边缘着色，牙髓刺激性降低。

强化被修复牙体的结构。

图1　死髓牙的直接粘接修复病例

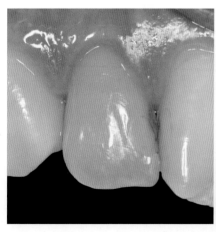
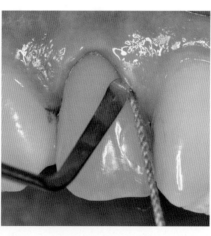

①术前。12死髓牙陈旧修复体再修复病例，为改善颜色选择树脂直接贴面修复
②在唇面牙体预备之前先进行排龈

与间接修复牙体预备原则相比，这些特点则表现为形态上的优势（图2）。

复合树脂修复时出现的牙髓刺激与材料、术者以及患者（术前牙髓的状态）都有相关性。

材料因素现在已明确：固化后的粘接剂以及复合树脂材料对牙髓无害，造成修复后牙髓刺激

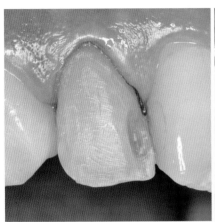

③切削牙釉质表层，去除陈旧修复体

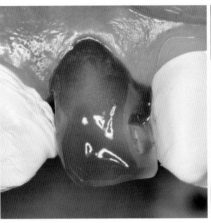

④用特氟龙保护邻牙，进行磷酸酸蚀（Gel Etchant, Kerr）。注意：不要将酸蚀剂涂布到牙本质上

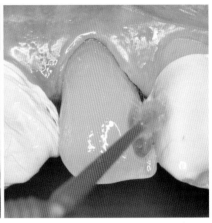

⑤之后，涂布一步法自酸蚀粘接剂，按照厂家提供的说明书进行气吹干燥及光照固化

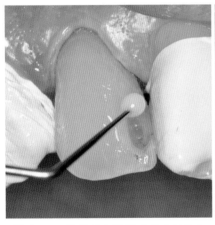

⑥用M.M染色用充填器（背户制作）取流动树脂做底层充填，糊剂颜色为OA2，以期有遮色效果

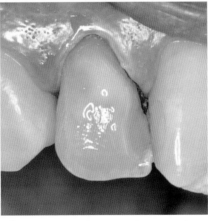

⑦用流动树脂覆盖牙釉质全层，牙颈部偏厚一些

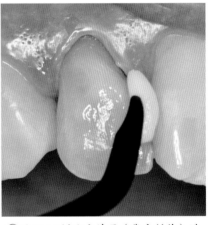

⑧用M.M树脂充填器（背户制作）进行膏体树脂的充填，这个充填器具有特殊的柔韧性和曲度，便于膏体树脂的扩展塑型

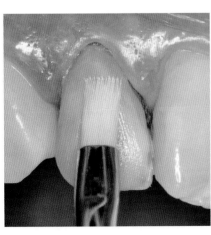

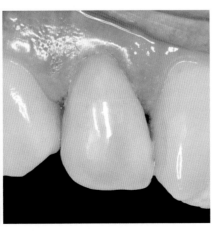

⑨用毛刷（unibrush #4，松风）整塑冠面整体形态
⑩形态修整，打磨抛光，完成修复

的主要原因是微渗漏导致的细菌向洞内侵入。由此可见，粘接系统完整封闭性的重要性首当其冲。"龋齿治疗指南"中指出：深龋未露髓的窝洞，使用复合树脂修复时，只要保证可靠的粘接效果，牙髓症状的出现与是否垫底无关；深龋采用树脂充填治疗时，不需要进行垫底[2]。

2. 牙釉质粘接的基础理论

（1）酸蚀效果

磷酸酸蚀是确保牙釉质粘接效果的最佳方式，可增加牙釉质粘接的持久性。牙釉质酸蚀的主要效果如下。

清洁效果：去除表层 $10\mu m$。

粗化作用（图3）：源于釉柱与釉柱间质对酸耐受性的差异。

增加粘接面积：与切削面相比增加至 1.3 倍[3]。

极化作用。

提高湿润性：提高材料的扩散与渗透性能。

蚀刻效果：获得嵌合效果。

简而言之，粗化以及湿润的脱矿牙釉质更

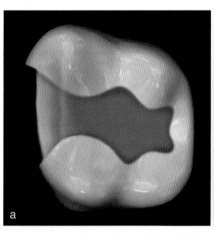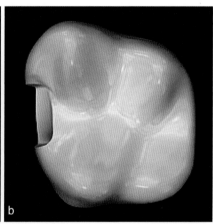

图2　Ⅱ类洞
随着粘接修复的发展，不需要对窝沟点隙做预防性扩展（a），仅预备成箱状洞形（b）即可

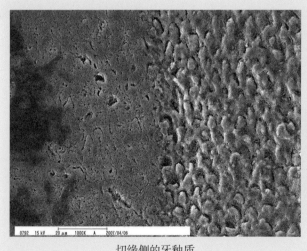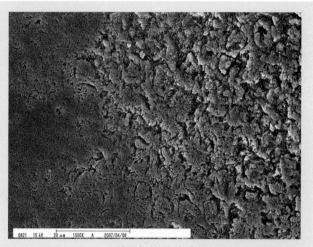

切缘侧的牙釉质　　　　　　　　　牙颈部的牙釉质

图3　磷酸酸蚀后的粗化界面
在人的牙釉质表面酸蚀。右半侧显示磷酸酸蚀后的表面。釉柱与釉柱间质对酸的感受性不同，因此出现了粗糙化的界面。此外，不同位置不同深度的牙面所得到的酸蚀模式也有差别

利于树脂单体的扩散渗透，之后光照固化则可以获得强固的微机械嵌合层。因此，临床中牙釉质的脱矿程度极为重要，影响脱矿的因素（表面有无切削、切削深度、部位、年龄以及牙齿的种类等）均需要引起重视。另外，切削工具的种类和酸的种类、浓度、作用时间也会影响脱矿程度。

（2）自酸蚀系统的效果

与磷酸相比，自酸蚀系统的 pH 更温和，脱矿粗化能力弱，无法期望粘接面积增加，但是粘接剂中含有的功能性单体能与牙体产生化学结合，因此高质量的粘接界面还是可以期待的。

3. 牙本质粘接的基础理论

（1）粘接困难的主要原因

牙本质含有大约 20% 的有机物、10% 的水分，胶原纤维周围有羟基磷灰石形成结晶。牙本质是细管状结构，牙本质小管从牙髓侧向外呈放射状走行（图4），牙本质小管的密度在釉牙本质界附近为 20 000/mm²（平均直径 0.8μm），牙髓侧为 45 000/mm²（平均直径

2.5μm），数量增加，直径也增大[4]。牙本质小管中含有组织液，小管液从牙髓侧向釉牙本质界方向流动产生一定的压力。牙本质的组成构造与牙釉质的区别是牙本质粘接困难的主要原因。

（2）功能性单体

对牙本质的粘接而言，形成树脂浸润层[5]是最重要的（图5）。也就是说，树脂成分从脱矿的牙本质表层向内渗透，并在其中固化而成树脂 – 牙本质复合体（混合层），这是获得粘接性的界面机制。粘接剂中含有功能性单体，能使牙体中的羟基磷灰石脱矿，并存留在树脂浸润层中发生化学结合，从而给予粘接的持久性[6]。

功能性单体是兼具与牙体反应的酸性基团及与树脂反应的聚合性基团，也被称作粘接性单体（图6）。功能性单体与羟基磷灰石间的化学作用是决定树脂牙本质复合体形态的决定性因素，继而影响粘接持久性。

（3）牙本质粘接的要素

牙本质粘接界面形成的要素有以下几点。

· 玷污层的溶解

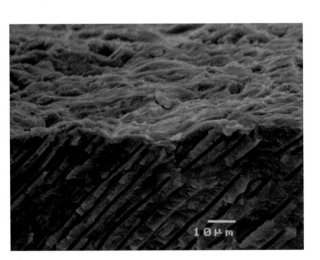

图4　牙本质断面的扫描电镜（SEM）照片
牙本质富含有机物与水，呈管状结构。牙本质小管的密度在釉牙本质界附近为 20 000/mm²（平均直径 0.8μm），牙髓侧为 45 000/mm²（平均直径 2.5μm），数量增加，直径也增大

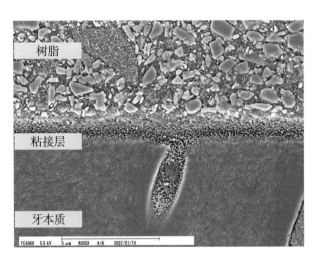

图5　一步法自酸蚀粘接系统与牙本质粘接界面的扫描电镜照片
极薄的粘接层与牙本质界面形成纳米级嵌合区（nano-interaction zone）

- 树脂单体向脱矿区的渗透
- 前处理剂对湿润性的提升
- 与功能性单体的化学结合
- 树脂成分的光照固化
- 粘接界面足够高的机械强度
- 牙本质粘接系统材料就是为满足这些牙本质粘接条件设计而成的。

4. 牙本质粘接与牙面处理

将磷酸酸蚀剂涂布至牙本质表面，表面玷污层及羟基磷灰石则会被除去，表面5~10μm

深度的胶原纤维暴露出来，暴露的胶原纤维经过水洗后，被水分充盈可保持三维立体结构（图7）。

（1）牙本质处理剂

被有机物与水分覆盖的脱矿牙本质表层与疏水性的树脂单体相容性不佳。因此，为了适度提高其可湿润性，研究人员研发了牙本质处理剂（primer）。1984年上市的Gluma Bonding粘接系统是最早的牙本质处理剂，含有收敛胶原蛋白作用的戊二醛以及亲水性单体HEMA。牙本质处理剂向纤维网中扩散渗透，改善了树

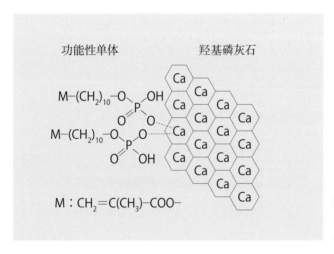

图6 通过功能性单体产生的化学粘接
功能性单体中的聚合基团（M）与树脂聚合，另一端的亲水基团与羟基磷灰石发生化学反应，形成持久的优质粘接系统

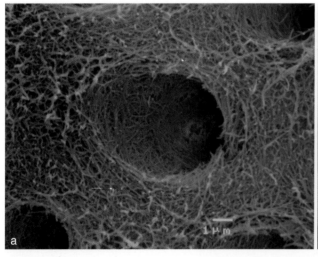
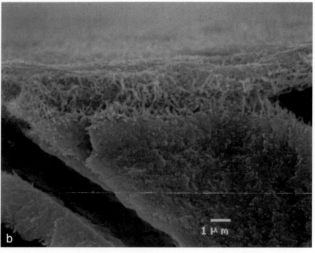

图7 磷酸处理后的牙本质表面（a）及矢状面（b）的SEM照片
可见脱矿暴露出的胶原纤维。树脂单体成分浸透至脱矿区并聚合固化，则可获得高粘接强度

脂粘接剂的湿润性。这个产品的开发使牙本质粘接的概念得到了巨大的变革。

（2）次氯酸钠

牙本质经磷酸酸蚀而暴露出来的脱矿胶原纤维网经气吹干燥发生收缩，阻碍了粘接剂的渗入。这时候，有提案建议涂布次氯酸钠溶解脱矿的胶原纤维并将其去除（图8）。但是，树脂单体成分能否浸透至处理过的牙本质深层尚不明确[7]。另外还有学者认为，次氯酸钠水洗处理过的牙本质表面会有一些物质残留，这会阻碍树脂单体成分渗透[8]。因此次氯酸钠的

使用要遵从各厂家产品使用说明书。

（3）自酸蚀处理剂

自酸蚀处理剂是以功能性单体和水为主要成分的牙面处理剂。自酸蚀处理剂对牙面产生酸处理的同时，也能提高粘接剂的牙体渗透性。使用此材料可溶解玷污层并酸蚀牙面（图9）。

临床使用时，处理剂涂布后的气吹干燥尤为重要，通过气吹将处理剂中的水分及乙醇等成分挥发。气吹不足导致水分残留会阻碍后续涂布的粘接剂的聚合，使粘接性能低下（表1）。

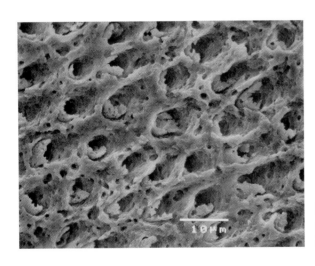

图8 磷酸处理后使用次氯酸钠水溶液作用30s后的牙本质表面SEM照片。胶原纤维溶解，无机物残留的状态

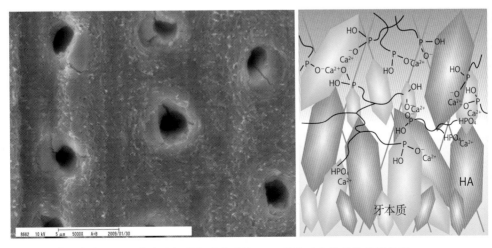

图9 一步法自酸蚀处理系统进行牙本质处理的SEM照片以及粘接界面模式图
粘接系统溶解玷污层，粘接剂与牙体产生化学结合

5. 提升粘接持久性需要考虑的因素

复合树脂聚合时会产生聚合收缩，粘接性能不良时可能会在洞底或洞壁形成间隙（图10）。产生的间隙则成为边缘微渗漏、术后敏感、边缘着色以及继发龋等症状的诱因。

临床中，医生通过多种技术来抑制复合树脂的聚合收缩。

使用新型单体：降低聚合收缩，伸展性。

改良填料：含有量，粒径和表面处理。

大块充填技术：聚合性，光透过性。

牙体粘接性能的提升。

分层充填。

就粘接的持久性而言，如果脱矿牙本质深处存在未被树脂浸润的脱矿层，这部分则会成为微渗漏（nano-leakage）的源头从而引起粘接劣变。借助分光光度计观察发现：在树脂浸润层最深处常会见到 Bis-GMA 等大分子量单体无法充分浸透的现象[9]。未被树脂浸润包埋的脱矿牙本质残留在粘接界面，牙髓分泌的金属基质蛋白酶（Matrix Metalloproteinases；MMP）会将胶原纤维消化吸收，增加粘接界面劣化的可能性。MMP 的存在能影响牙本质粘接的持久性，因此有研究在开发能降低 MMP 活性，并促进脱矿区再矿化功能的处理剂[10]。

表 1　一步骤自酸蚀粘接系统临床使用的操作要点

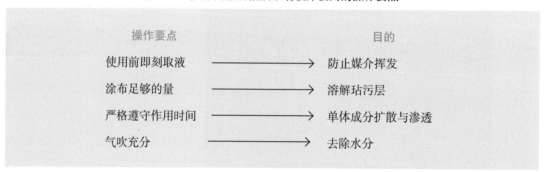

操作要点		目的
使用前即刻取液	→	防止媒介挥发
涂布足够的量	→	溶解玷污层
严格遵守作用时间	→	单体成分扩散与渗透
气吹充分	→	去除水分

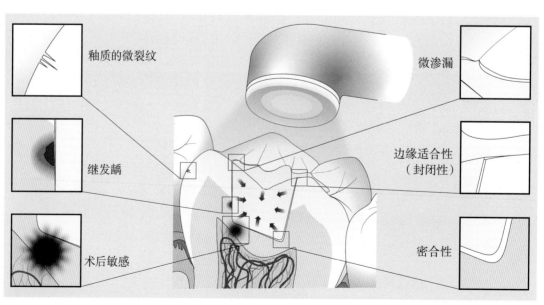

釉质的微裂纹　　微渗漏

继发龋　　边缘适合性（封闭性）

术后敏感　　密合性

图 10　间隙形成导致的不良反应
复合树脂聚合收缩可能会导致间隙的出现，这会在临床引发一些不良反应

6. 粘接系统的分类

（1）根据操作步骤及牙体处理方式分类

根据操作步数以及对牙体的处理方法将粘接系统进行分类。根据操作步骤可分为酸蚀、后续的预处理、粘接处理的三步法粘接系统，还有二步法与一步法的粘接系统。根据牙体处理方式可分为磷酸酸蚀 – 冲洗粘接系统与自酸蚀粘接系统（图11）。

（2）一步法粘接系统

现在，操作时间短、操作步骤简化的一步法粘接系统为主流使用方法。这种粘接系统可将酸蚀、预处理以及粘接等多种功能在一次操作过程中完成，它的粘接性能及临床操作与过去的粘接系统有一些差异（表2）。

一步法粘接系统对牙面尤其是牙釉质的粘接性能，与三步法及二步法相比略逊一筹。但是也有短期临床报告显示并未出现脱落等问题，临床预后效果良好[11]。由此可见，只要进行了恰当的粘接系统应用选择与正确操作，任何一种粘接系统的预后都是可以预期的。

7. 一步法粘接系统的基本知识

一步法粘接系统的特点如下。

·使被粘接牙面脱矿

	酸蚀 – 冲洗系统	自酸蚀系统
三步法粘接系统	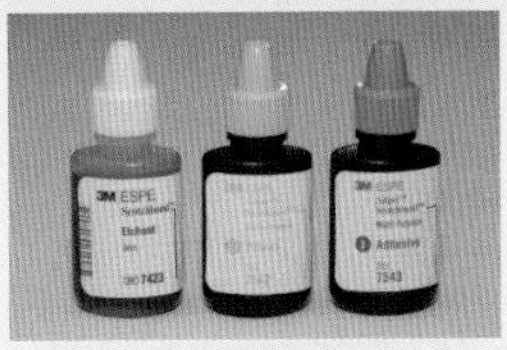	
二步法粘接系统	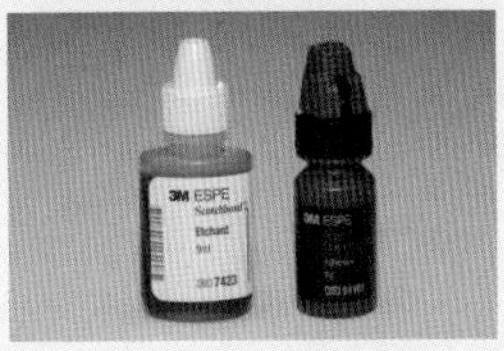	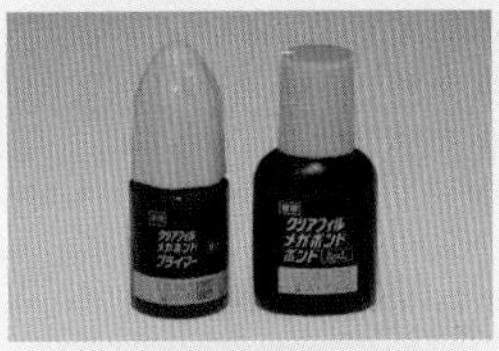
一步法粘接系统		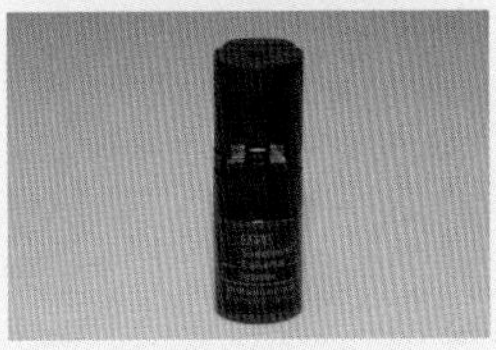

图11 牙体粘接系统，根据操作步数与牙面处理方法分类

表2 自酸蚀粘接系统的临床优势

技术敏感因素减少	术后牙本质敏感与酸蚀 – 冲洗系统相比更少
不需要酸蚀后的冲洗，不会引发脱矿胶原纤维的收缩	抑制牙本质的透过性
脱矿与树脂浸润同时进行	与羟基磷灰石之间存在大量化学结合
不易出现未被树脂包埋的胶原纤维	与功能单体之间的化学反应更值得期待

·单体向脱矿区渗透

·与牙体发生化学结合

粘接系统中为发挥以上作用的组成成分均十分重要，多种成分组成了极其复杂的混合物，主要包括：功能性单体、Bis-GMA 等，水溶性甲基丙烯酸（含 HEMA 的亲水性酰胺单体等），溶媒（水、乙醇、丙酮等）。

一步法粘接系统根据酸性度可分为强酸和弱酸粘接系统。针对特殊的较大洞形，仅在牙釉质区进行磷酸酸蚀的选择性酸蚀是推荐方案（图 12）。

就粘接系统而言，改良的目的是实现高功能化，其中的一个方向是赋予其生物学活性，氟离子缓释为其中一例。另外，为了对牙体以外的被粘接体也具有粘接性能，研究者开发出有不同酸蚀模式的通用型粘接系统（universal adhensives），也已应用于临床。

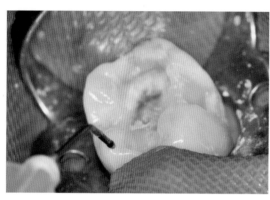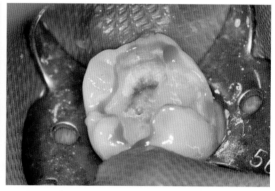

图 12　选择性酸蚀
后牙大面积缺损或者前牙冠折的病例，在使用自酸蚀粘接系统之前先进行选择性酸蚀。选择适当粘度的酸蚀剂（Ultra Etch，皓齿），在洞缘处以"放置"的方式涂布，这是关键点

通用型粘接系统的临床应用趋势

粘接系统飞速进展，其中通用型粘接系统的临床使用频率正在增加。通用型粘接系统可用于牙体处理对应的酸蚀－冲洗模式、自酸蚀模式以及选择性酸蚀模式。针对窝洞不同的大小、深度以及牙釉质与牙本质的比例，可选择不同的酸蚀模式。此外，通用型粘接系统对于口腔用合金、瓷以及复合树脂等不同的被粘接体均有粘接功能。除此之外，它还可以用作间接修复的各种基牙以及修复体内面的前处理剂。

1. 临床应用要点

（1）两次涂布法

通用型粘接系统的粘接强度与以往的一步法粘接剂相同，与二步法粘接系统相比初期粘接强度及疲劳粘接强度均较低。那么，为提高通用型粘接系统的粘接耐久性，有研究显示了两次涂布（double application，图 13）粘接剂的有效性。这可能是两次涂布的方式加厚了粘接层，在反复接受咬合应力时可缓冲分散其机械应力的效果。

我们期望复合树脂能在修复后即刻承担各种各样的咬合应力，这时初期的粘接强度就极为重要，有研究显示两次涂布法对于初期粘接强度的提升是有效果的[12]。

（2）激活处理

关于粘接剂的涂布方法，有研究报道，按

图13 通用型粘接剂有效的临床使用方法

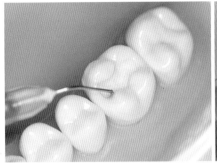
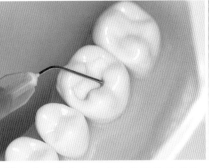
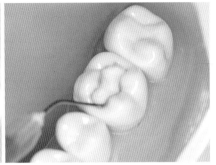

①窝洞形成后，开始选择性酸蚀

②釉质洞壁内面，用注射器装的酸蚀剂进行涂布

③针对窝洞外缘，酸蚀剂涂布要一气呵成

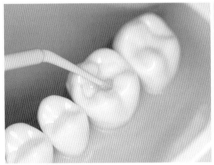
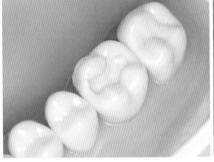
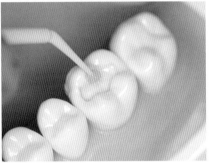

④冲洗、干燥后，涂布粘接剂，牙釉质区要轻轻涂拭

⑤窝洞全体要浸入足够量的粘接剂

⑥为提升粘接强度，推荐使用两次涂布法

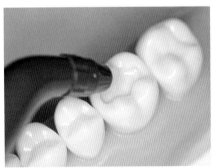
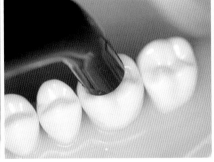
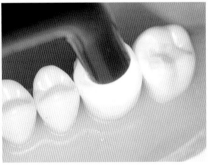

⑦涂布粘接剂后要进行可靠的气吹，将其中的水分及溶剂彻底去除

⑧光照粘接剂时，光固化机的尖端要尽可能贴近粘接层

⑨按照生产厂家要求的时间进行确凿的光照，保证粘接层的彻底固化。

照使用说明提示的用小毛刷在牙面上反复涂擦粘接剂，可有效提高其粘接强度[13]。这种激活处理的方式可溶解已切削牙面上残留的玷污层，提高单体的浸透性，以此可提高其粘接性能。

但是需要注意的是，涂布时不要破坏磷酸酸蚀后的牙釉质酸蚀状态。

2. 选择性酸蚀的有效性

与通用型粘接剂相关的系统回顾[14]显示，这个粘接系统与磷酸联合应用对牙本质的粘接强度并无影响，但能增强牙釉质的粘接强度。因此，临床使用通用型粘接剂时必须考虑选择性酸蚀。

进行选择性酸蚀时，使用的酸蚀剂的黏度、涂布法以及窝洞的位置等细节都是需要考虑的，不经意地将磷酸酸蚀剂涂布到牙本质上，可能成为降低牙本质粘接性能的罪魁祸首。为了防止酸蚀剂流淌至牙本质上，需要使用有适当黏度的酸蚀剂。匹配合适注射头的注射器装类型的产品是理想之选。

3. 涂布时间的缩短

针对通用型粘接剂产品，医生经常会遇到类似这样的宣传，"涂布后等待时间为 0 秒，操作简便"，"涂布后不需要等待也可实现高粘接性"。笔者所在科室针对产品涂布时间对牙体粘接强度的影响做了一些研究，将制作好的粘接用实验片浸入水中 24h 后，检测涂布时间对牙釉质及牙本质粘接强度的影响[15]。因为粘接剂与牙体之间发生化学反应需要一定的反应时间，因此在临床中，用毛刷蘸取适量（不多不少）的粘接剂涂布在整个窝洞中，在大型的窝洞中涂布时间至少是 3~5s，之后用同样的时间气吹干燥。也就是说，一定要确保粘接剂在牙体上发生化学反应的时间。

为缩短等待时间并保证粘接剂的粘接性能，两次涂布法以及激活法是值得推荐的。此外，粘接剂涂布面的可靠光照也是操作要点，光照时光固化机的照射尖端要尽可能贴近粘接剂以提高光照聚合固化性能。

4. 需要留意的技术敏感因素

为了充分发挥所使用的复合树脂修复系统的性能，要充分考虑所有影响粘接性能以及技术敏感因素，引起重视。

材料因素：牙面的湿润度，处理方法，粘接涂布法。

环境因素：湿度、唾液、血液、修复部位、修复牙数。

术者因素：对材料的理解、熟悉度及操作技术。

对于材料因素，最重要的是粘接系统在牙面的处理方法，还有牙面处理后被粘接界面的湿润度，粘接剂的涂布方法等，包括粘接剂涂布后气吹的方式都不容忽视[16]。

通用型粘接剂在减少粘接操作步骤并扩大适用范围方面是成功的。操作简便性是众多临床医生的期望，但是要着重留意其应用中的技术敏感因素，以获得确凿的粘接性。另外，同类产品很多，但是各产品的操作细节会有差异，使用时务必要先确认生产制造者给予的产品使用说明，遵照执行。

后面几页总结了目前常见的通用型粘接剂的产品特性，希望大家使用时可以参考。

◎ 主要通用型粘接剂一览表

厂家	Ivoclar Vivadent	3M	Bisco
产品名称	Adhese Universal	Scotchbond Universal	ALL–BOND UNIVERSAL
产品图片			
聚合方式	光聚合	光聚合	光聚合
适用于牙本质涂层	—	—	—
适用于牙本质敏感的抑制	○	○	○
填料	○	○	○
自酸蚀粘接模式	涂布 20s 后气吹吹干	毛刷涂布 20s，气吹约 5s 至粘接层不再出现波动	反复涂擦粘接层，涂布 2 次，气吹 10s
酸蚀－冲洗粘接模式	酸蚀剂涂布在牙釉质表面 15~30s，牙本质酸蚀 10~15s，流水冲洗 5s 以上，气吹。涂布粘接剂，20s 后气吹	磷酸凝胶酸蚀 15s，流水冲洗，干燥。粘接剂涂布 20s，气吹 5s。	牙釉质与牙本质酸蚀 15s，流水冲洗，干燥。粘接剂反复涂擦 10~15s，涂布两次，气吹 10s
照射时间（s）	10	10	10
保管温度（℃）	2~28	2~25	2~25
pH	2.5~3.0	2.7	3.2
主要成分	MDP MCAP HEMA	MDP HEMA γ–MPTS	MDP HEMA
瓷处理剂	必要	不要	必要
容量	5g	5mL	6mL
特点	不仅仅是粘接剂，还具有抑制牙本质敏感、复合树脂修补、窝洞或基牙的封闭等多种用途	使用独特的 VMS 技术，是一款可粘接多种被粘体，具有 7 种用途的一步法粘接剂。也可用于纤维桩核以及树脂水门汀的前处理剂	可用于直接法与间接法。不仅操作简单，含水量极低，旨在追求粘接效果的长期持久性

—：代表否定。○：代表肯定

厂家	Kerr	可乐丽则武齿科	松风
产品名称	OptiBond Universal	Clearfil universal Bond Quick ER	Beautibond Universal
产品图片			
聚合方式	—	○	光聚合（与 DCA 并用可双固化）
适用于牙本质涂层	○	○	—
适用于牙本质敏感的抑制	○	○	—
填料	○	○	—
自酸蚀粘接模式	涂布 20s（激活处理），气吹 5s 以上。	涂布粘接剂后，使用气吹在弱 – 中等气压下轻柔的吹至粘接剂液面无波动，窝洞整体干燥	涂布后放置 10s，弱吹 3s 后，强压吹干
酸蚀 – 冲洗粘接模式	磷酸酸蚀 15s，流水冲洗 10s。干燥后涂布粘接剂 20s（激活），气吹 5s 以上	磷酸酸蚀剂涂布 5s，冲洗，干燥。涂布粘接剂后，气吹轻柔将液面吹至无波动状态，窝洞整体干燥	若被粘接界面包括未切削的牙釉质，则仅在牙釉质表面进行磷酸酸蚀后，按上述方式进行粘接处理
照射时间（s）	10	10	10
保管温度（℃）	2~8	2~8	1~10
pH	2.5~3	2.3	2.3
主要成分	GPDM	MDP 氨基酸系单体 γ-MPTS	聚羧酸系单体 亚磷酸系单体
瓷处理剂	必要	不要	必要
容量	5mL	5.6mL	5.6mL
特点	对应直接法、间接法，可用于各种被粘体。适用于不同的磷酸酸蚀 – 冲洗模式，间接法粘接也不必担心修复体抬高	采用亲水性氨基酸单体，涂布后不需要等待时间即可实现高粘接性。对这种被粘体均具有粘接性。具有接触固化能，也可用于桩核以及树脂水门汀的牙面处理剂	不含填料。使用疏水单体，在粘接剂干燥时，水分很容易与单体成分分离并被去除，降低失误。与瓷处理剂及 BeautiBond Universal DCA 并用可获得更广泛的使用范围

GC	德山齿科	登士柏西诺德
G-Premio Bond	Bondmer Lightiess	Prime&Bond universal
光聚合	化学聚合（不需要光照）	光聚合
—	—	—
○	—	○
○	—	○
涂布，强压气吹 5s	混合，涂布，弱压吹至液面无波动后，中～强压气吹彻底干燥。	对粘接剂进行 20s 的涂布激活处理，气吹 5s 以上干燥。
涂布磷酸酸蚀剂 10~15s，流水冲洗 5s，气吹干燥。涂布粘接剂后气吹强压 5s	进行必要的磷酸酸蚀，冲洗，干燥。混合后涂布，弱压吹至液面无波动后，中～强压气吹彻底干燥	磷酸酸蚀 15s，冲洗 15s，干燥。粘接剂涂布 20s 使其激活，气吹 5s 以上
10	—	10
1~25	0~10	10
1.5	2.2	2.5
4-MET 磷酸系单体 硫代磷酸系单体	磷酸系单体 MTU-6 γ-MPTS HEMA	PENTA MDP
必要	不要	必要
5mL	各 3mL	4mL
粘接剂涂布后不需要等待即可干燥、光照固化。可用于口内各种修复体的修补以及牙本质过敏。与 G-premio Bond DCA 混合后成为双固化型 premio 粘接剂，可用于桩核与树脂水门汀的牙面处理。	多功能，操作简便。不仅用于牙体，还可作为多种材料的前处理剂，展示出强大的粘接性。具有接触固化能，可化学固化，不需要光照	控制牙面水分，去除粘接影响因素。粘接层均一且很薄，降低误差。不含 HEMA

流动树脂的基础与趋势

1. 复合树脂开发历史

复合树脂登场之前的牙色成形修复材料是硅酸系水门汀及丙烯酸常温固化树脂,但是硅酸系水门汀存在牙髓刺激性且具有溶解性,丙烯酸常温固化树脂则因易脱落、变色以及磨耗等问题而被临床淘汰。为了弥补这些缺点,1962年,Bowen开发了Bis-GMA。Bis-GMA大幅降低了复合树脂的聚合收缩,机械强度以及耐磨性也得以大幅提升。在此之上,1980年以后,为了提高树脂的美学性与机械性能,填料不断改进,开发出混合型复合树脂。

填料赋予树脂基质的功能有以下方面。

· 提升机械性能
· 降低聚合收缩率
· 提高耐磨性
· 降低热膨胀率

· 减少吸水率
· 赋予X线阻射性
· 释放各种离子

为了在提升光泽度的同时也获得优异的机械性能,填料的微细化及高密度充填不断进展。

复合树脂作为划时代的材料,值得一提的是光聚合引发剂的开发,尤其是可见光聚合方式的导入。这项技术是英国化学制造商Imperial Chemical Industry PLC开发的。与紫外线固化的方式相比,光照使其硬化的特性具有固化深度增加,对人体有害性减少等多种优点[17]。在产品上市初期,因为使用此产品必须购买新的光固化灯,因此迟迟未能得以普及。如今齿科临床工作中,复合树脂因其临床诊疗高效化及效果确凿从而成为不可或缺的材料(图15)。

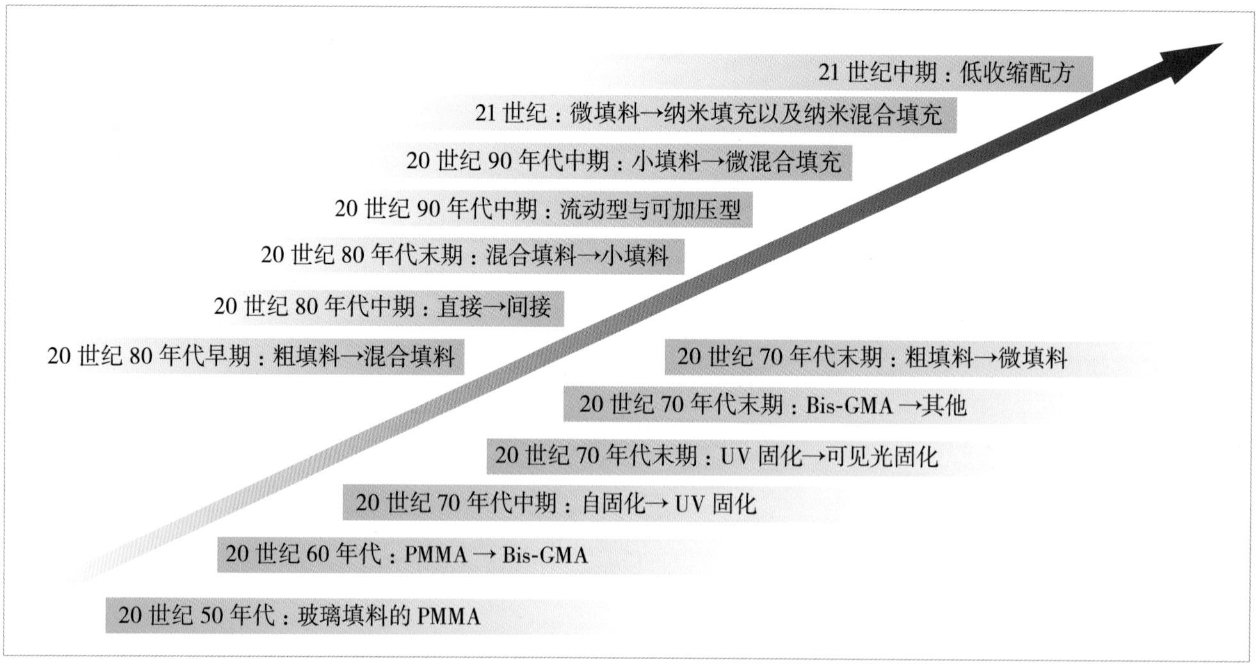

21世纪中期:低收缩配方

21世纪:微填料→纳米填充以及纳米混合填充

20世纪90年代中期:小填料→微混合填充

20世纪90年代中期:流动型与可加压型

20世纪80年代末期:混合填料→小填料

20世纪80年代中期:直接→间接

20世纪80年代早期:粗填料→混合填料

20世纪70年代末期:粗填料→微填料

20世纪70年代末期:Bis-GMA→其他

20世纪70年代末期:UV固化→可见光固化

20世纪70年代中期:自固化→UV固化

20世纪60年代:PMMA→Bis-GMA

20世纪50年代:玻璃填料的PMMA

图14 复合树脂的发展史
新技术的导入引导新的方向

复合树脂的机械强度及材料性能主要受以下因素影响。

· 单体组成；
· 聚合引发剂（胺的种类与浓度）；
· 填料的粒径、形状、含有率、表面处理等。

粒径较大、形状不规则的填料能增强复合树脂的机械强度，但是抛光性能较差。但如果减小填料粒径，则较难提高填料的含有率，会导致机械强度降低。随着填料技术的不断提高，微细填料的高密度填充使材料在具有优异的研磨抛光性能的同时也具有理想的机械强度，这样的复合树脂已在市场上广为应用（图16）。

在临床应用中，既要求提升复合树脂的机械强度，又经常对其操作性提出需求。于是，具有流动性能的流动性复合树脂在美国上市，日本国内也有众多厂家研发上市。

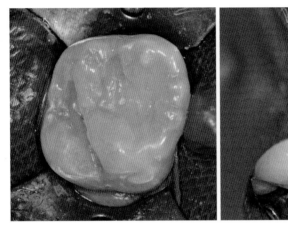
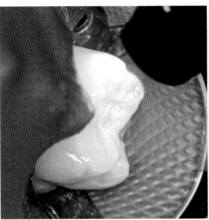
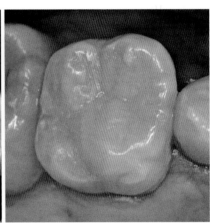

图15　使用流动型复合树脂进行后牙修复的病例
光固化型复合树脂经光照后聚合固化，具有更优异的临床操作性

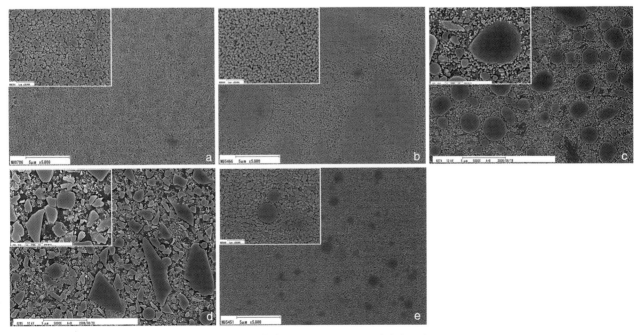

图16　流动复合树脂的电镜观察，可见各产品的填料形状、粒径以及充填率各不相同
a. Grace Fil 零流动（GC）。b. Estelite Universal Flow（德山）。c. Filtek™ 350XT（3M）。d. Beautifil Flow Plus（松风）。e.Clearfil 玛吉斯特 ES Flow（可乐丽则武齿科）

2. 流动树脂开发的基础

在流动型复合树脂初期开发时，临床应用于洞衬（lining）的是低黏性树脂。低黏性树脂具有应力缓冲能力，对于 C 因子较大的洞形，粘接层很薄的粘接系统，能够发挥其效果[18]。之后，1996 年上市的流动型复合树脂，可用于大型窝洞的洞衬以及狭小洞形的充填。

在研发初期，为让流动型复合树脂具有较好的流动性，不得不降低其填料量，临床应用范围也局限于垫底洞衬、牙颈部疾患以及咬合面狭小窝洞的充填。随着材料的进展，现在市售并使用的流动树脂已经能够与通用型复合树脂相提并论，具有超出从前的机械强度。

3. 临床适用性

（1）洞衬

流动型复合树脂与低黏性树脂一样，可用于洞衬，可缓冲上部充填的常规膏体树脂的聚合收缩应力[19]。有限元法分析报告显示：实验所用的所有流动型复合树脂均能发挥缓冲聚合收缩应力的功能，这与材料的弹性模量相关。另外，针对Ⅱ类洞的侧壁，依据在龈壁用流动树脂可防止边缘渗漏的观点，流动树脂也值得推荐。

间接修复时使用流动树脂做洞衬被称作为即刻牙本质封闭（immediate dentin sealing，IDS）[20]，能起到弹性缓冲以及对牙本质 – 牙髓复合体的保护（图 18）。

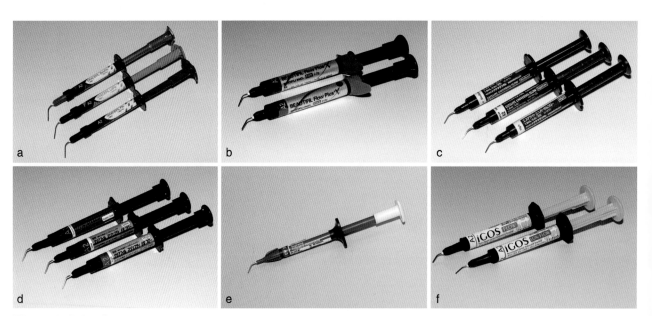

图 17 流动树脂产品
有多种产品在销售，这些产品不仅仅是强度提升，操作性能也得以改良。a. Grace Fil（GC）。b. Beautifil Flow Plus（松风）。c.Estelite Universal Flow（德山）。d. 可乐丽菲露玛吉斯特 ES flow（可乐丽）。e. Filtek™ 350XT 流动树脂（3M）。f. iGOS（YAMAKIN）

（2）牙颈部疾患

楔状缺损以及根面龋等牙颈部疾患，是流动型复合树脂典型的适应证。从将集中于牙颈部的应力分散化这一观点出发，弹性模量低的流动型复合树脂是非常适用的材料。当然，针对各种适用产品，医生不仅要考虑材料低的弹性模量，在临床应用中还需要把握材料的多种特性。

流动型复合树脂与固体复合树脂在牙颈部疾患的临床应用系统回顾中显示[21]，二者疗效并无差异。这是因为流动树脂也具有通用型复合树脂的强度及物理特性，故而能展示出良好的临床效果（图19）。

（3）后牙咬合面

流动树脂的操作性极佳，因此期望其能具备直接塑形应用于后牙咬合面的更高的性能（图20）。直接用于后牙的流动树脂，机械强度提升的同时，能流动又能在窝洞内驻留的操作特性是有必要的。因此，填料粒径的微细化，填料量的提升，填料表面处理的最适化以及树脂单体的聚合率的提高等，在经由多种检测终于上市应用。此外，从美学角度来看，填料的光折射率与固化后的树脂基质保持一致至关重要。

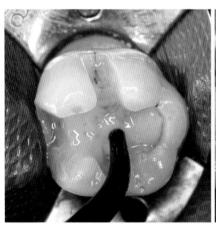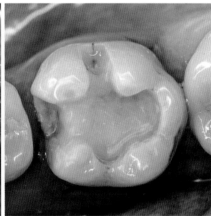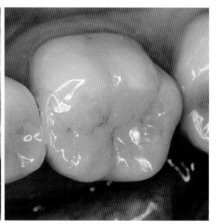

图18 即刻牙本质封闭
在间接修复中，为了保护被暴露的牙本质，可使用粘接剂与流动树脂进行即刻牙本质封闭

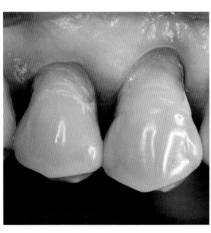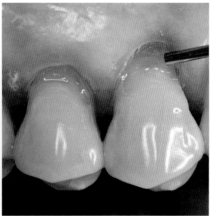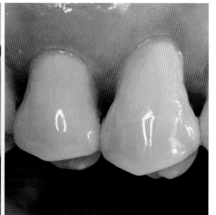

图19 牙颈部疾患的临床应用
流动树脂在临床中应用频率最高的莫过于牙颈部疾患的修复

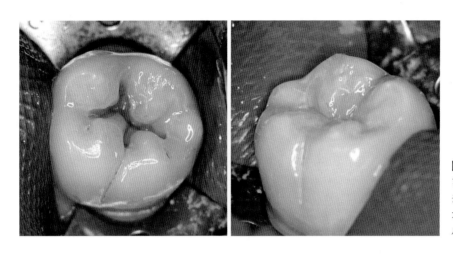

图20 后牙咬合面的临床应用
窝洞较窄的情况下，使用通用型粘接剂与流动树脂是高效完成修复的治疗方法，也就是说可以用很短的时间完成美学修复

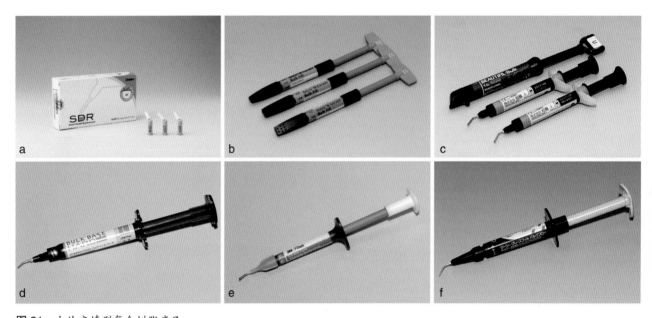

图21 大块充填型复合树脂产品
从产品剂型方面，大块充填树脂有流动型和膏体型，使用目的各有差别。a.SDR（登士柏）。b. Tetric N-Ceram Bulk Fiu（义获嘉）。c. Beautifil Bulk（松风）。d. Bulk base（Sun medical）。e. Filtek Fiu and Core（3M）。f. GraceFil BulkFlow（GC）

（4）点隙裂沟的充填

窝沟封闭常见的不良反应主要是脱落，这也是导致龋齿发生的主要原因。为了获得可靠的封闭性，流动树脂与粘接系统可作为窝沟封闭剂在临床进行应用[22]。

这种流动树脂的应用方式比窝沟封闭剂应用更有效，但也有一些需要注意的事项，主要是牙釉质的磷酸酸蚀。酸蚀对防止脱落是必不可少的临床步骤。

（5）大块充填

光固化型复合树脂的临床应用范围不断扩大，针对大型窝洞可一次充填完成的树脂成为临床的更高需求，这就是大块充填树脂的研发来源（图21）。这些树脂的特性是可聚合深度为4mm，且聚合收缩应力很平缓[23]。可用于洞衬、垫底、充填以及核心重建等临床场景中。

4. 选择基准的趋势

流动树脂以洞衬垫底为出发点，其用途以及适用范围越来越广泛；尤其是具有可在窝洞内直接充填特性的流动树脂，对于树脂充填器难以触及的部位，的确是修复操作完美的补充。这一特性也是流动树脂在临床使用范围不断扩大的原因。

从复合树脂的临床成绩与实验室检测到的机械性能分析可见，树脂体部破损的临床不良反应与破坏韧性呈较低程度的负相关，耐磨性与挠曲强度呈中等程度的相关关系[24]。因此，在临床进行材料选择时，必须灵活使用实验室得到的基础数据。下表是材料具有的机械强度、物理性能以及临床应用的关注点（表3）。

（1）机械性能与物理特性

复合树脂机械性能中挠曲强度的把握对临床至关重要。

挠曲强度是机械性能（强度）中的一个，弹性形变高即意味着对破损的抵抗能力高，也就是说，针对各种外力作用所导致的变形、破损等具有抵抗力。这种特性根据外力的不同而产生的变化。当然，弹性模量、密度、热膨胀系数以及比热值等物理性能，都是材料自身具有的数值，也是重要的特性。

弹性模量是在弹性变形范围内应力与形变的曲线关系，即比例定数（应力/形变），应

表3　复合树脂的机械性能

强度与性能	定义	临床关注点
抗压强度	破坏时承受的最大压缩应力	从承受咬合力的观点来讲，这是很重要的指标。在口腔内承受多种剪切应力，有必要参考其他指标
挠曲强度	压缩及拉张应力导致的破坏	破坏是由承载拉张应力的部位导致的，是临床重要的指标。这个值与耐磨度相关，也可用弹性模量以及应力吸收对其评价
抗张强度	破裂时承受的最大拉张应力	破坏是由拉张应力造成的，是材料重要的性质
弹性模量	负荷应力时的变形率	应力与形变的比例关系。是衡量物体抵抗弹性变形能力大小的尺度。根据使用的目的判定最适数值
弹性形变	应力吸收的能力	材料在未发生塑性形变范围内所能吸收的能量，是用来表示抵抗破坏能力的指标
表面硬度	表面形成压痕的大小，表面抵抗变形或损伤的能力	对齿科材料，测定微小硬度的数值是努氏硬度和维氏硬度。应用在不同的部位对材料的硬度有不用的要求。也是复合树脂聚合度的指标
耐磨耗性	磨耗、疲劳、附着等导致的损耗	当两种以上的物质相接触时，材料表面摩擦而减少，是临床重要的指标。但是由于磨耗现象复杂，试验检测方法与结果以及解释方法均需要注意
破坏韧性	对破坏的抵抗性	表示有缺损的材料对破坏力的抵抗能力。对龟裂进展的考量是非常积极有意的重要指标
抗疲劳性	反复作用的应力负荷导致的劣化状况	由于修复物脱落产生的原因相关联。是了解口内修复材料预后的重要指标

力是代表变形程度的指标，金属桩常会出现应力集中，这是根折的主要原因。因此推荐使用弹性模量与牙体相似的纤维桩与树脂核。

（2）材料的临床特性：操作性能

强度及物理性能是临床材料选择的基本准则，此外，在临床操作中材料的使用便利性也极为重要，在应用中有必要考虑以下事项。

操作性（手感）：硬度、器械分离性、流动性、切断性、挤压推出。

固化性能：固化时间、固化深度、硬度、尺寸变化。

切削性：切削感，与切削工具的适合性。

打磨抛光性能：打磨时间、光泽度、光泽度的维持。

美观性：色调适合性、质感。

流动树脂在操作时需要按压注射器推杆推出材料，不同产品推杆的强度有很大差别，换言之，树脂糊剂的黏性、注射器的材质，注射针头直径形状等都是影响推杆手感的因素。推压所需强度过大者，容易导致充填位置偏斜，挤出量失控。过于容易推出者，可能会导致挤出量多于期望的用量，停止挤压后针头前端有材料漏出等问题。另外，糊剂在充填时与针头有良好的切断性也是医生的期望[25]。

后面几页表格将市场上现有的主要流动树脂的特性进行了汇总，希望能为大家提供有意义的参考。

小结

笔者期望能通过复合树脂修复来恢复丧失的功能，再现解剖形态，赋予其个性化的美学效果。针对硬组织缺损区，使用人工材料进行修复，在材料与牙体实现一体化的粘接技术的支持下，美学与功能均能够得以再现。

在临床中，如果能充分利用粘接系统中的通用型粘接剂的优点，不仅仅简化了临床操作，也降低了技术敏感系数。因此，临床医生要透彻理解粘接的本质，具有活用各产品特性的临床手法，以期获得最高的成效。在这个前提下，临床操作性能优异的流动复合树脂的应用，不仅能缩短椅旁操作时间，还能完成优质的美学修复治疗效果。这一观点也是本章所期待的复合树脂修复的临床目标。

◎ 常用流动型复合树脂一览表

厂家	可乐丽		
产品名称	可乐丽玛吉斯特 ES 流动型		
产品类型	超低流动	低流动	高流动
产品图片			
颜色数	4 色	12 色	5 色
氟	—	—	—
挠曲强度（MPa）	152	151	145
抗压强度（MPa）	374	373	358
光泽度（Gs60°）	66	66	66
照射时间（s）	>1000mW/cm^2 10s	>1000mW/cm^2 10s	>1000mW/cm^2 10s
固化深度（mm）	2.0	2.0	2.0
聚合收缩率（%）		2.9	
填料含量（wt%）	78	75	71
树脂基质	甲基丙烯酸系单体 TEGDMA	甲基丙烯酸系单体 TEGDMA	甲基丙烯酸系单体 TEGDMA
扫描电镜图像（SEM）			
特性	流动性可控型，能保持所赋形态，适用于后牙牙尖及嵴的堆筑。新型超微填料（亚微米填料、团状填料）的引入，可在短时间内获得光泽，且富有光泽持续性。有光扩散性，牙体（窝洞）颜色匹配性优异	兼具适度的流动性及赋形性，新型超微填料（亚微米填料、团状填料）的引入，可在短时间内获得光泽，且富有光泽持续性。有光扩散性，牙体（窝洞）颜色匹配性优异。	具有高流动性，适用于小窝洞及洞衬（洞底及洞侧壁）。新型超微填料（亚微米填料、团状填料）的引入，可在短时间内获得光泽，且富有光泽持续性。有光扩散性，牙体（窝洞）颜色匹配性优异

厂家	Sun Medical		
产品名称	Bulk Base		
产品类型	低流动	中流动	高流动
产品图片			
颜色数	4 色	5 色	1 色
氟	—	—	—
挠曲强度（MPa）	145	145	80
抗压强度（MPa）			
光泽度（Gs60°）			
照射时间（s）	>1000mW/cm² 10s	>1000mW/cm² 10s	>1000mW/cm² 20s
固化深度（mm）	4.0	4.0	4.0
聚合收缩率（%）	2.0	2.1	2.3
填料含量（wt%）	69.6	69.5	
树脂基质	LPS 单体 Bis-MPEPP	LPS 单体 Bis-MPEPP	LPS 单体 Bis-MPEPP
扫描电镜图像			
特性	与原来的大块充填具有相同的流动性，对较深窝洞可一次充填 4mm 并具有较高的硬化性，可用于大块垫底或大块充填	配合使用 LPS 单体，尽管是流动树脂，但其聚合收缩率达 2% 以下。聚合收缩低，聚合收缩应力减轻，针对 C 因素高的窝洞也能防止边缘间隙的产生。窝洞适应性高，表层、里层均可使用	不管是复合树脂窝洞或嵌体窝洞，不需分层，一次充填即可获得低聚合收缩的内层，这是原来洞衬材料无法确保的"厚度"。与粘接性优异的洞衬材料组合应用

GC			
Grace Fill			
零流动	低流动	流动	大块充填流动
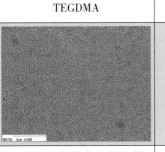			
17 色	19 色	9 色	2 色
—	—	—	—
173	166	165	173
20s	20s	20s	>1200mW/cm² 20s
3.0	3.0	3.0	4.0
			2.6
66.1			68
UDMA Bis-EMA TEGDMA	UDMA Bis-EMA TEGDMA	UDMA Bis-EMA TEGDMA	Bis-EMA UDMA TEGDMA
具有很好的形态维持性能，并且通过微震动产生流动性，适合 I 至 V 类洞，尤其是深窝洞的充填和修复。易产生光泽，不易着色，能长期维持树脂原有的颜色。树脂切断性佳，充填操作无压力	具有适度的流动性，全能型适用范围广泛。易产生光泽，不易着色，能长期维持树脂原有的颜色。树脂切断性佳，充填操作无压力	流动性极佳，与洞底密合度高，适合小窝洞的充填，洞衬时的分层填充，以及牙颈部冲突	固化深度为 GraceFil 系列中最高的，可深达 4mm。高的物理性能自不必说，兼备了适合充填的"流动性"与"赋形性"，从洞衬到咬合面，使用大块充填树脂可一步到位。此外，聚合收缩低，窝洞边缘密合度高，不容易出现边缘微渗漏

27

厂家	松风		
产品名称	Beautifil		
产品类型	Flow Plus X F00	Flow Plus X F03	Kids（零流动）
产品图片			
颜色数	14 色	14 色	1 色
氟	○	○	○
挠曲强度（MPa）	127	125	124
抗压强度（MPa）	407	416	
光泽度（Gs60°）	52	53	
照射时间（s）	>500mW/cm^2 20s >1000mW/cm^2 10s	>500mW/cm^2 20s >1000mW/cm^2 10s	>500mW/cm^2 20s >1000mW/cm^2 10s
固化深度（mm）			
聚合收缩率（%）			
填料含量（wt%）			
树脂基质	Bis-GMA Bis-MPEPP TEGDMA	Bis-GMA Bis-MPEPP TEGDMA	Bis-GMA Bis-MPEPP TEGDMA
扫描电镜图像			
特性	适合于堆筑的超低流动型。切断性佳，具有流平性的糊剂性状设计。采用了新型纳米 S-PRG 填料，实现了优越的抛光性和长期的光泽维持性。松风独自研发的生物活性填料，可释放 6 种离子，除具有抗菌斑附着的性能之外，还具有酸中和的功能以及抑制牙釉质脱矿等特点	适合于充填的低流动型。切断性佳，糊剂性状设计极适合于分层堆塑。采用了新型纳米 S-PRG 填料，实现了优越的抛光性和长期的光泽维持性。松风独自研发的生物活性填料，可释放 6 种离子，除具有抗菌斑附着的性能之外，还具有酸中和的功能以及抑制牙釉质脱矿等特点	适用于易磨损、柔软的乳牙充填的复合树脂材料。尽管是流动树脂，仍具有很高的 X 线显影性 能随心所欲地进行立体塑形。松风独自研发的生物活性填料，除具有抗菌斑附着的性能之外，还具有酸中和的功能以及抑制牙釉质脱矿等特点

		3M	
		Beautifil	
Kids（低流动）	大块充填流动	Flow Compsite Plus	
1色	2色	12色	3色
○	○	—	○
128	122.5	123	144.9
>500mW/cm² 20s >1000mW/cm² 10s	通用型 10s 牙本质树脂 20s	20s	>1000mW/cm² 通用型 10s A1、A2 20s
	4.0	2.0	4.0
	3.5	3.28	3.1
	73.0	65.0	61.4
Bis-GMA Bis-MPEPP TEGDMA	Bis-GMA UDMA Bis-MPEPP TEGDMA	Bis-GMA Bis-EMA（6） TEGDMA	Bis-GMA UDMA Bis-EMA（6） TEGDMA
适用于易磨损、柔软的乳牙充填的复合树脂材料。尽管是流动树脂，仍具有很高的X线显影性。具有适度平衡的形态维持性和流动性 松风独自研发的生物活性填料，除具有抗菌斑附着的性能之外，还具有酸中和的功能以及抑制牙釉质脱矿等特点	光固化深度达4mm的后牙充填用复合树脂。深达4mm的窝洞，可一步到位完成内外层充填，光照固化后即可取印模。与水门汀作为衬底材料相比，等待固化时间缩短 松风独自研发的生物活性填料，除具有抗菌斑附着的性能之外，还具有酸中和的功能以及抑制牙釉质脱矿等特点	采用小于光波长的纳米填料的纳米科技，结合对树脂操作性与物理性能有巨大影响的树脂加工技术，具有临床不可欠缺的X线显影性。快速流畅，切断性优异，即刻停留，操作性出色。广泛适用于Ⅰ类、Ⅳ类、Ⅴ类洞，楔状缺损及瓷破损修补等病例	具有多重临床用途。可广泛用于直接修复的基底、洞衬以及间接修复的树脂核心构建等。针对有高度的树脂基台构建也可在短时间内光照固化完成，基牙构筑完成固化后即刻可行进一步操作

厂家	德山齿科		
产品名称	Estelite Universal Flow		
产品类型	超低流动	中等流动	高流动
产品图片			
颜色数	6 色	12 色	7 色
氟	—	—	—
挠曲强度（MPa）	148	150	142
抗压强度（MPa）	420	430	390
光泽度（Gs60°）			
照射时间（s）	>600mW/cm^2 10s	>600mW/cm^2 10s	>600mW/cm^2 10s
固化深度（mm）	1.5 以上	1.5 以上	1.5 以上
聚合收缩率（%）			
填料含量（wt%）	67.0		
树脂基质	Bis-GMA Bis-MPEPP TEGDMA UDMA	Bis-GMA Bis-MPEPP TEGDMA UDMA	Bis-GMA Bis-MPEPP TEGDMA UDMA
扫描电镜图像			
特性	具有高的扩散效果，吸收周围的颜色，显示出良好的变色龙效应（色彩自动匹配性），因此单色充填的匹配适应范围广泛，适用于后牙咬合面形态再现、前牙大型窝洞的充填	操作性（易推注、切断性佳）与美学性（颜色匹配性、抛光性）兼备的流动型复合树脂，具有高的扩散效果，吸收周围的颜色，显示出良好的变色龙效应（色彩自动匹配性），因此单色充填的匹配适应范围广泛，适用于Ⅲ类、Ⅴ类洞及切缘的形态恢复、后牙充填	最适合于洞底、洞壁的洞衬、小窝洞的充填。用防止通透的遮色树脂（OPA2、PA3、OPA4）做底层衬里，可有效遮盖变色的牙本质

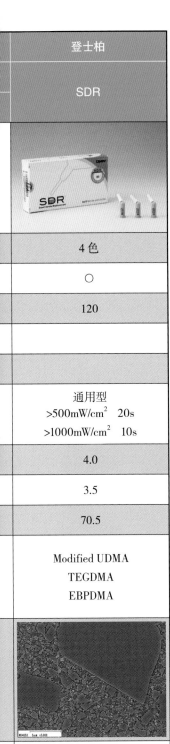

登士柏
SDR
4 色
○
120
通用型 >500mW/cm^2 20s >1000mW/cm^2 10s
4.0
3.5
70.5
Modified UDMA TEGDMA EBPDMA

深达 4mm 时可一步充填（通用型；A1~A3 需要用高强度光固化灯光照 25s）。洞壁密合度高，聚合收缩应力低，可降低继发龋发生的风险。有自流平功能，还具有低聚合收缩应力、高耐磨耗以及 X 线显影性

⊙ 文　献

[1] Tyas MJ, et al. Minimal intervention dentistry-a review. FDI Commission Project 1-97. Int Dent J, 2000, 50: 1–12.

[2] 日本歯科保存学会編. う蝕治療ガイドライン. 2 版. [S. 1.]: 永末書店, 2015: 105.

[3] Wong J, et al. Enamel etching for universal adhesives: Examination of enamel etching protocols for optimization of bonding effectiveness. Oper Dent, 2020, 45: 80–91.

[4] Pashley DH, et al. Bond strength versus dentine structure: a modelling approach. Arch Oral Biol, 1995, 40: 1109–1118.

[5] Nakabayashi N, et al. The promotion of adhesion by the infiltration of monomers into tooth substrates. J Biomed Mater Res, 1982, 16: 265–273.

[6] Yoshihara K, et al. Atomic level observation and structural analysis of phosphoric-acid ester interaction at dentin. Acta Biomater, 2019, 97: 544–556.

[7] Sato H, et al. Influence of NaOCl treatment of etched and dried dentin surface on bond strength and resin infiltration. Oper Dent, 2005, 30: 353–358.

[8] Perdigão J, et al. Effect of a sodium hypochlorite gel on dentin bonding. Dent Mater, 2000, 16: 311–323.

[9] Miyazaki M, et al. Analysis of the dentin-resin interface by use of laser Raman spectroscopy. Dent Mater, 2002, 18: 576–580.

[10] Nishitani Y, et al. Activation of gelatinolytic/collagenolytic activity in dentin by self-etching adhesives. Eur J Oral Sci, 2006, 114: 160–166.

[11] Kurokawa H, et al. One-year clinical evaluation of five single-step self-etch adhesive systems in non-carious cervical lesions. Dent Mater J, 2007, 26: 14–20.

[12] Fujiwara S, et al. Effect of double-layer application on bond quality of adhesive systems. J Mech Behav Biomed Mater, 2018, 77: 501–509.

[13] Moritake N, et al. Effect of active application on bond durability of universal adhesives. Oper Dent, 2019, 44: 188–199.

[14] Cuevas-Suarez CE, et al. Bonding performance of universal adhesives: An updated systematic review and meta-analysis. J Adhes Dent, 2019, 21: 7–26.

[15] Nagura Y, et al. Effect of reduced universal adhesive application time on enamel bond fatigue and surface morphology. Oper Dent, 2019, 44: 42–53.

[16] Ando S, et al. Effect of adhesive application methods on bond strength to bovine enamel. J Oral Sci, 2008, 50: 181–186.

[17] Price RBT. Light curing in dentistry. Dent Clin North Am, 2017, 61: 751–778.

[18] Feilzer AJ, et al. Setting stress in composite resin in relation to configuration of the restoration. J Dent Res, 1987, 66: 1636–1639.

[19] Boruziniat A, et al. Evaluation of the efficacy of flowable composite as lining material on microleakage of composite resin restorations: A systematic review and meta-analysis. Quintessence Int, 2016, 47: 93–101.

[20] Qanungo A, et al. Immediate dentin sealing for indirect bonded restorations. J Prosthodont Res, 2016, 60: 240–249.

[21] Shaalan OO, et al. Clinical evaluation of flowable resin composite versus conventional resin composite in carious and noncarious lesions: Systematic review and meta-analysis. J Conserv Dent, 2017, 20: 380–385.

[22] Bagherian A, et al. Flowable composite as fissure sealing material? A systematic review and meta-analysis. Br Dent J, 2018, 224: 92–97.

[23] Tsujimoto A, et al. Simulated cuspal deflection and flexural properties of high viscosity bulk-fill and conventional resin composites. J Mech Behav Biomed Mater, 2018, 87: 111–118.

[24] Heintze SD, et al. Laboratory mechanical parameters of composite resins and their relation to fractures and wear in clinical trials-A systematic review. Dent Mater, 2017, 33: e101–e114.

[25] Imai A, et al. Interrelation among the handling, mechanical, and wear properties of the newly developed flowable resin composites. J Mech Behav Biomed Mater, 2019, 89: 72–80.

第二章

再确认！

您掌握了吗？基本步骤解读

做成什么样？

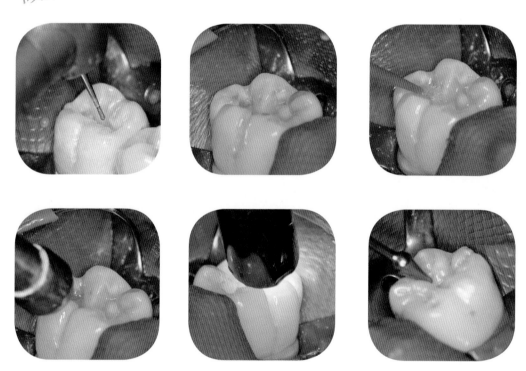

用什么?

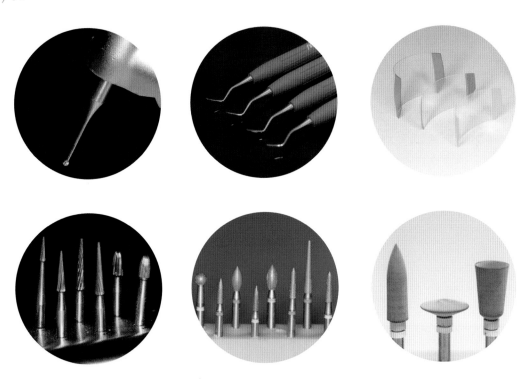

您掌握了吗？基本步骤解读

决定树脂修复临床成功的关键不仅仅在于树脂的赋形阶段，从去腐（龋蚀牙体去除）开始，每一步相关的操作都至关重要。当然也不是要求每个步骤都要花费同等的时间与精力，掌握每一步操作的要点才是最重要的。本章针对基本操作步骤逐一确认。

宫崎真至　黒川弘康　高見澤俊樹　辻本暁正

去腐及洞形制备的要点

随着粘接技术的不断进步，树脂修复已经不再提倡预防性扩展，备洞时也不需要将洞缘扩大到自洁区。既然如此，龋损是否去净则显得尤为重要，去净之后再对窝洞边缘进行精细修整，确定窝洞形态。

虽然粘接修复要求在备洞时尽可能少的磨削健康牙体组织，但是如果窝洞开口过于狭窄，切削工具则难以深入，很有可能会导致感染牙本质残留，因此去龋时工具的选择也是需要考虑的重要因素。

1. 龋洞的开口

制备龋洞的开口时，可选择球形或梨形金刚砂车针，使用时要控制转速以及压力（图1）。

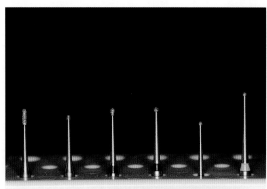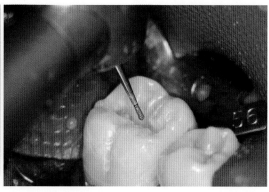

图1　基于MI理念而设计的各种形态的金刚砂车针（左），使用此车针实现微创牙体预备（右）

前牙预备时，因为龋损常为圆锥形，窝洞开口的大小要在保证能确确实实将感染牙本质去除的前提下，最小限度损伤健康牙体组织。对于无基釉，判断其对于解剖形态及美观性的恢复是否有利再决定保留与否（图2）。

后牙预备时，在考虑咬合接触区的前提下，牢记尽量保存牙尖嵴的形态。龋损涉及邻接面时，明确判断龋蚀范围，确定边缘嵴是否能够保存，考虑预备成箱状洞形还是进行隧道式预备（图3）。

图2 前牙的窝洞成形

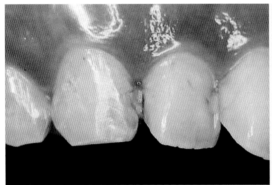

①可见邻面有不良修复体

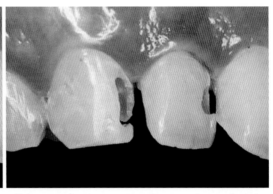

②在尽可能保存牙釉质的前提下，去除不良修复体及龋损病灶

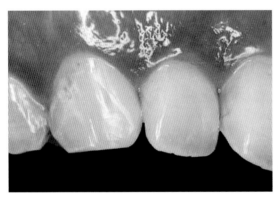

③在保存可保留的牙釉质的情况下，积极地保存了与切导相关的舌面形态

图3 后牙的窝洞成形

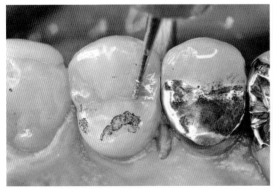

①置入牙间楔后，开始打开窝洞

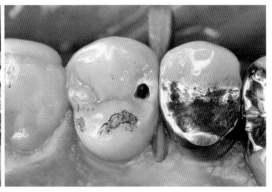

②确保窝洞的边缘线不会设计在与对颌牙的咬合接触区，为保存边缘嵴而制备了隧道洞形

2. 去尽龋损组织

去除感染牙本质时有必要使用龋蚀检知液,以染色性作为判断的基准,选择性去除感染牙本质的表层。低速手机安装匹配的车针,不仅仅要求工作端的微小化,车针颈部细长也很重要,能更好地暴露视野,易于到达病灶区（图3-③、④）。在去除龋损时,使用表面反射式口镜,成像无偏差,术野的精细部位也能观察到。另外,龋损近髓时,可使用锐利的挖匙,在龋蚀检知液指示的引导下,感受牙体组织的切削感,在放大的视野下将龋损慎重地去除,避免露髓（图3-⑥）。

图3（续）

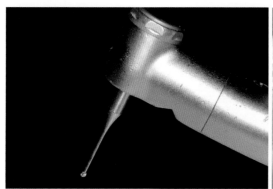

③轴柄细长的钨钢车针（马尼）

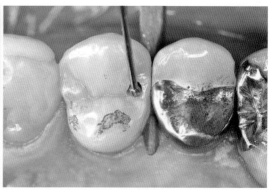

④使用此车针,可在清晰的视野下打开病灶的入口

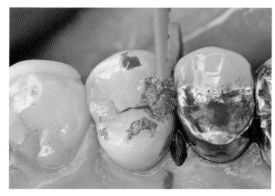

⑤使用龋蚀检知液使感染牙本质表层着色

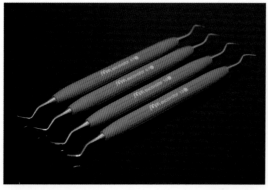

⑥以尖端弯曲为特性,很容易进入龋损病灶内部的 M.M 挖匙（sun dental）

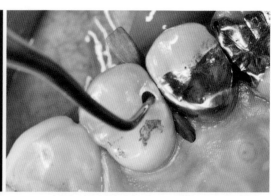

⑦工作端设计了适度的弯曲度,对于釉牙本质界的龋蚀去除相对更容易了

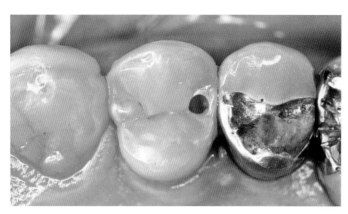

⑧龋蚀病灶去除后，积极保存无基釉而制备完成的洞形

排龈的意义与器材选择

对牙颈部附近的龋损或者楔状缺损进行树脂修复时，牙龈侧的窝洞边缘有时会贴近牙龈边缘甚至是在龈下，这种病例操作相对困难。当然，后牙涉及邻面洞形的窝洞也具有同样的难度。牙颈部修复时，去龋或暴露新鲜牙本质界面时，稍不留意就有可能会损伤洞缘的牙龈

组织，于是粘接界面就会被血液污染影响粘接效果。后续进一步充填时，也会受周围组织状态的影响，无法正确赋形，无法实现凸度及倒凹区的修整。

因此，牙体切削前先排龈，可明示术野，防止损伤边缘的牙龈组织（图4）。

图4　排龈

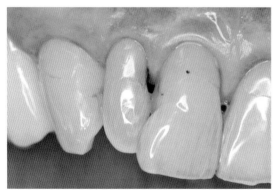

①可见12近中邻面颈缘部龋蚀

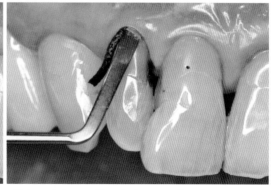

②向龈沟内压入排龈线（#000，吉田）

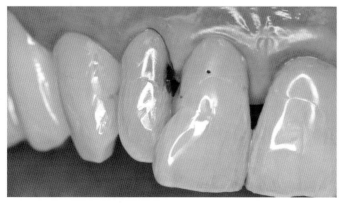

③排龈后可清晰看到龈下的状态，明确判断出龋损的范围

1. 排龈线的种类

排龈专用的排龈线，有和止血剂联合应用的，也有已预含止血剂的成品（图 5）。但是，因为不同成分的止血剂对粘接剂可能会有不良影响，使用时要引起重视。另外，有些人向龈沟内填入牙龈线时会使用树脂充填器，建议使用专用的排龈器操作相对更容易（图 6）。临床上，排龈线、止血剂以及排龈器组合而成的套装使用起来更便捷（图 7）。

图 4（续）

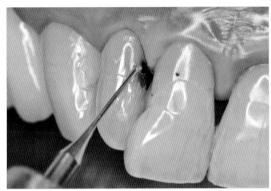

④使用旋转器械谨慎的去除病灶

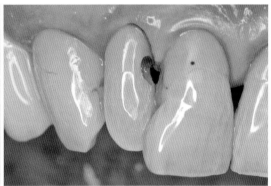

⑤可在不损伤龋损边缘牙龈组织的状态下去除龋损病灶

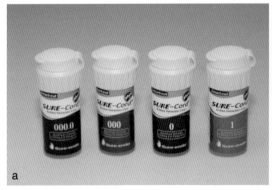

图 5 排龈用排龈线
有多种不同粗细种类的排龈线供临床各种病例选择，也有一些含止血剂的排龈线。a. SURE-Cord plus（吉田）。b. First String（森田）

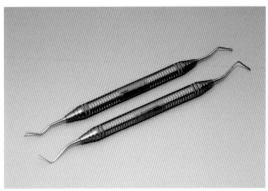

图 6 排龈专用排龈器（Nordent）
使用此工具在口内排龈操作更便捷

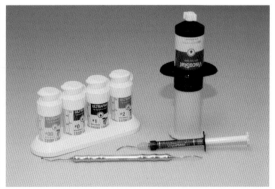

图 7 排龈用排龈器械套装（Ultrapak 套装，皓齿）
排龈线，注射器装的止血剂以及排龈器组合成的套装

2.临床选择

目前排龈线的编织方法都很有技巧,不仅很易于压入并驻留在龈沟内,而且对龈沟液等渗出液也具有很高的吸收性能,便于临床使用。此外,在进行牙面处理以及树脂充填操作时,排龈线也不起毛,不会给临床操作增加烦恼。

排龈线粗细的选择要充分考虑龈沟的深度与宽度。各个厂家的产品之间是有差异的,即使都是最细的型号也有尺寸的区别,要引起注意。使用时,不仅要选择适合龈沟的尺寸,还要注意压入排龈线时要小心操作避免损伤牙周组织。

橡皮障技术的重要性

橡皮障等术野隔离的方法能简化治疗中某些处置的时间,减少繁杂操作;明确术野;隔湿效果确凿;能提高修复操作的效率;因此是治疗前需要准备的不可或缺的环节(图8、图9)。市售的产品中,有一种立体构型的橡皮障布,不需要使用面弓即可安装,实现了操作的简便化(图10)。此外,除橡皮障外,还有仅隔离口唇与颊黏膜的产品,可以根据相应对的临床需求进行选择(图8d)。

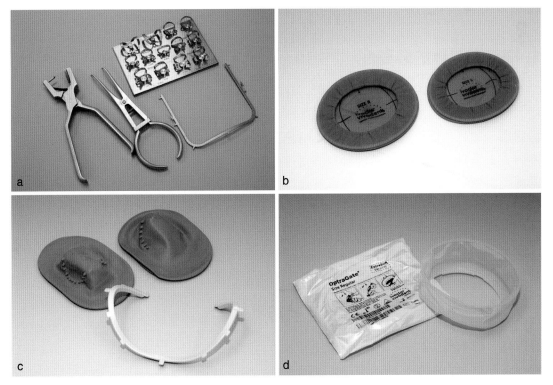

图8 橡皮障隔离应用的各种系统以及口唇隔离防护系统
a. Rubber Dam Kit 橡皮障隔离套装 (YDM 公司)。b. Optra dam 橡皮障(义获嘉公司)。c. Opti dam 橡皮障(Kerr 公司)。d. Optra Gate (义获嘉公司)

图 9 使用 Opti Dam 进行橡皮障隔离

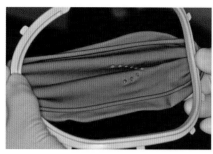 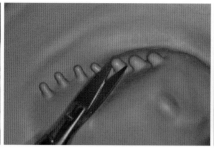 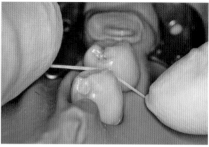

①将 OptiDam 安装至专用的支架

②用剪刀将牙齿相应部位的凸起减掉，暴露出患牙

③选择好前牙区或后牙区后，很容易安装

图 10 使用 Optra Dam 安装橡皮障

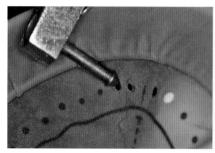 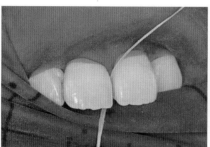 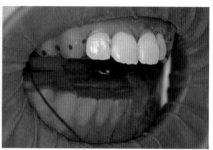

①参考 OptraDam 上的印记，使用打孔器在相应区对障布打孔

②因为橡皮障布伸缩性良好，所以可以轻松的暴露出多颗牙齿

③使用 Optra Dam 可不必使用面弓，能用简单的方式暴露出操作视野

1. 橡皮障隔离的必要性

通过橡皮障隔离获得清晰的术野，这是以去龋操作为起点的树脂修复全流程都需要的状态。尤其是针对后牙区，通过隔离颊黏膜与舌头形成保护，在切削牙齿和修复操作时减少对软组织伤害的风险，使修复操作更确凿，同时也缩短了椅旁时间（图 11）。

去除感染牙体组织后，针对接下来的牙面粘接处理，有必要使术式简便化，降低技术敏感因子，充分发挥其牙体粘接性能，去除影响粘接的因素。唾液污染以及呼气等导致的潮湿环境对牙体粘接性能会有很大的不良影响。以上所说的一切，均可通过有效的橡皮障隔离得以解决。进一步理解明示术野的概念，不仅仅是暴露需要治疗的牙齿区域，也需要考虑充填时进行解剖形态塑造时的便

利性，橡皮障隔离已成为临床必不可少的常规操作。

2. 橡皮障系统选择的注意事项

使用橡皮障隔离时，尤其是针对包含邻面缺损的病例，暴露出来的不仅仅是患牙，还包括相邻的牙齿。这时候就需要橡皮障布的弹性好、伸缩性佳，不易破损。各厂家的橡皮障布的拉伸性能、厚度、大小等均有差别，选择时要留意（图 12）。

至于障布的颜色，深色（饱和度高）与牙齿的轮廓区分更明了，满足此目的的产品很多。由于障布的颜色会成为牙齿的背景，复合树脂修复与颜色相关性极高，所以要在安装橡皮障之前进行比色。

图 11 橡皮障隔离的必要性

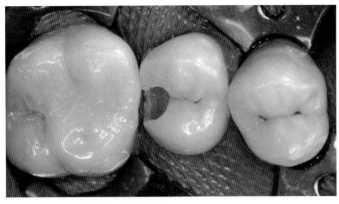

①将颊部与舌头有效隔离开，切削牙齿时更安全，也能够提升效率

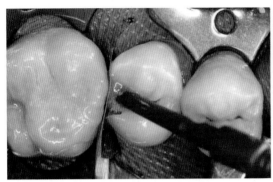

②排除了唾液以及呼吸的不良影响因素，能得到更可靠的牙面粘接处理

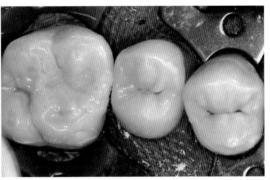

③本病例使用的橡皮障布伸展性极佳，是很适用于临床应用的产品

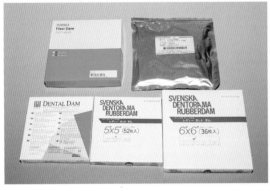

图 12 橡皮障布的种类
同一厂家也会提供不同厚度、不同尺寸和多种颜色的橡皮障布

前牙区成形系统的应用

1. 成形系统的选择

包含邻面缺损的复杂洞形需要先将复杂洞形单纯化，这样修复操作则能得以简化。成形片能够为这部分形态的塑造助力。现在市面上有各种形态的成形片，具有各自不同的特性而被广泛灵活地应用于复合树脂修复的临床工作中。

针对接触点尚存的比较小的Ⅲ类洞，条

带型的聚酯成形片就足矣，主要是为了防止将粘接剂粘到邻牙上，也便于修复体的塑形（图13）。针对包含切角在内的邻面缺损较大的Ⅳ类洞修复时，可以使用有预弯形态的成形片来协助制作舌侧背板（图14、图15）。总而言之，医生从多种多样的不同弯曲程度、宽度的成形片中，按照牙齿种类及缺损大小进行选择，可满足临床各种病例的需求，使邻面接触区以及舌侧背板得以轻松构筑。

2. 临床的邻面成形技术

（1）成形片法

将有弯曲度的成形片稍稍倾斜的放置在牙间隙的邻接面，从舌侧用指腹加力压紧使其与邻牙保持适当一致的形态即可完成塑形（图16）。这种临床技术在Ⅳ类洞修复中很有应用价值，对于间隙关闭的病例，在唇侧面填压膏体树脂从而制备舌侧背板的过程中也是不可或缺的临床操作技术。

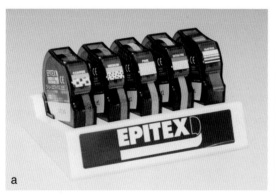
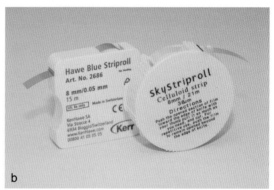

图13 条带型成形片
a. 与临床打磨抛光用的抛光条组合为套装的产品（Epitex GC）。b. 厚度为38μm的极薄的产品（Skystriproll）

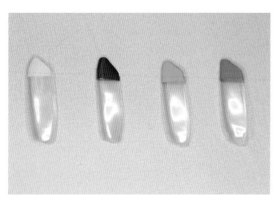
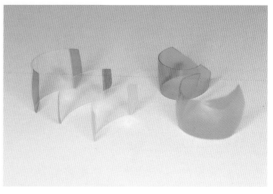

图14 Bioclear透明成形片（森村）
具有预设解剖形态的前牙修复用成形片

图15 分段式聚酯成形片（Kerr）
专为后牙邻面形态研发的成形片，有蓝色型与透明型

(2) Pull strip technique 抽拉条带技术

Pull strip technique 技术在Ⅳ类洞邻面成形的临床应用中极为有效(图17)。这种方法是:在邻接面放置厚度约 38μm 的超薄条形成形片,稍弯曲,将膏体树脂填压到邻面区,向舌侧轻拉成形片,可塑造出邻接面以及颊侧面移行部的形态。在牵拉成形片的时候,有意识的控制走向就能塑造出邻面接触区移行部的形态。当然,塑形之后还有必要使用 M.M 树脂塑形工具或毛刷等合适的充填工具再行形态修整。

图16　成形片法

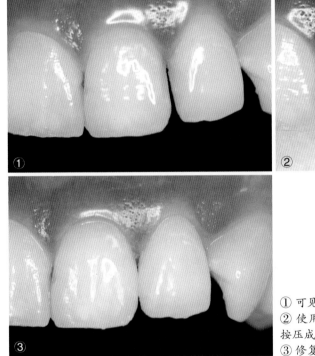
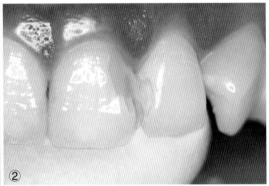
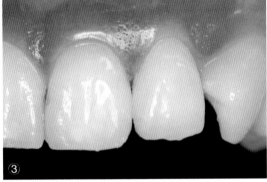

① 可见不良修复体以及轻微的牙间隙
② 使用分段式成形片(豆瓣成形片),用手指腹部按压成形片来恢复舌侧背板
③ 修复操作相对容易的得以完成

图17　抽拉条带技术

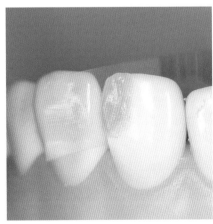
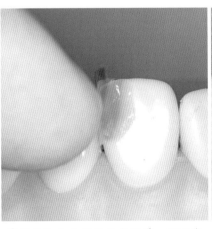
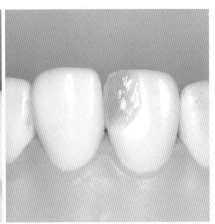

①将成形带置于邻接面,在舌侧背板的唇侧面填入膏体树脂

②缓慢地向舌侧抽拉成形带,可见膏体树脂向邻接面移动

③取出成形带后的状态。在成形片间隙较大的部位,将膏体树脂轻轻推入后恢复其接触点,之后用塑型笔等工具修整形态

邻面成形法与实际应用

可应用于复合树脂邻面修复的成形系统很多，这些成形系统既要便于树脂在邻面赋形，又要保证修复体表面的致密化，为临床提供简便的操作性很重要，目前为满足多种临床目的使用的多数是透明材质的成形片。

1. 后牙邻面成形法

在后牙修复中使用邻面成形频率高的病例主要是包括邻面缺损的Ⅱ类复杂洞形。使用成形系统可将复杂洞简单化，修复操作更容易。这时候，要充分考虑成形片的厚度对正确接触点的紧密程度与面积大小的赋予程度，这对邻接面形态恢复至关重要。此外，为了实现后牙区复合树脂充填的自洁性及美观性，邻面移行部位的形态塑造也是关键因素。邻面成形系统包括固位环、成形片与牙间楔，颜色、厚度、形态等各具特色的产品均有销售。

2. 邻面成形使用的器具以及实际应用

涉及后牙邻面的洞形，正确的接触点恢复，边缘嵴形态以及高点下方的外展隙的形态塑造都很重要，也具有很高难度。在此之前，使用圈形成形片及固位夹并辅以间隙楔可完成邻面恢复（图 18）。但是，这种方法很难恢复恰当的弧度，邻接面的断面呈直线型，这与平缓的曲线相比对咬合力的抵抗性较低。从这点考虑，对接触点恢复以及邻面形态的塑造，具有立体（三次元）弧度的成形片系统会更胜一筹（图 19）。

"双脚固位环"是具有两个脚的环状固位装置，既固定成形片的位置，还具有分离牙间隙的作用。使用以"双脚固位环"为首的环形固位器，使用方法也比较简单，用于后牙复杂洞形的修复中能缩短椅旁操作时间（图 20）。

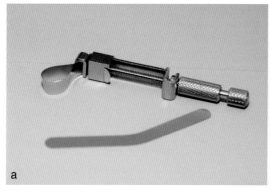
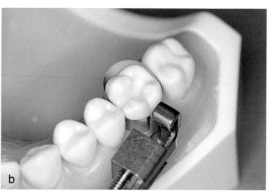

图 18 圈型固位夹及成形片
a. 构造设计良好，但是在消毒灭菌方面还是有点难度的。b. 口内安装后的状态

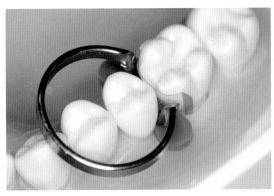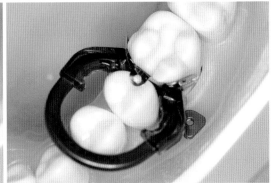

图 19 邻面装置示例
a. 双脚固位环、分段式成形片（Kerr）及牙间楔（德山）安装示意。b. 安装 V4 系统（登士柏）。由 V4 固位环、金属成形片及 V4 牙间楔组成。

图 20 使用 V4 系统进行 II 类洞邻面成形

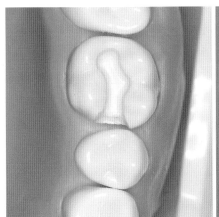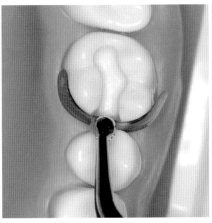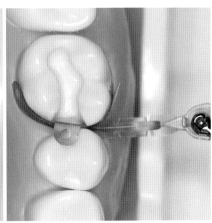

①包含邻面缺损的 II 类复杂洞形　②用专用镊子夹持金属成形片插入邻面　③在龈外展隙处塞入 V4 间隙楔，使成形片与牙面贴合

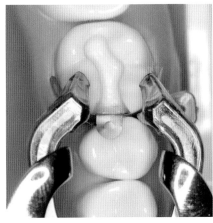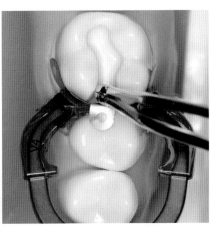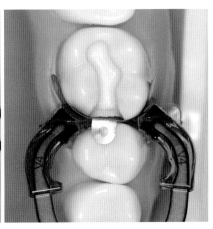

④用夹持钳将 V4 固位环安放至近中端　⑤调整成形片与邻牙紧密贴合　⑥安装完毕。使用熟练后几分钟即可完成安装

硅橡胶导板的制作与使用方法

针对前牙区有较大缺损的Ⅲ类洞、Ⅳ类洞以及牙间隙的病例，使用膏体树脂徒手完成充填恢复解剖形态是需要掌握相应技术的。进一步讲，舌侧形态的徒手再现，还需要掌握口镜的应用技巧，这些要求使膏体树脂充填尤为复杂。鉴于此，为了简化前牙大范围缺损的树脂修复，硅橡胶背板得以广泛应用。

这种临床技术是使用重体硅橡胶制取前牙舌侧面的功能形态，以此为导板可得到准确的舌侧背板并恢复出牙冠形态。用硅橡胶导板恢复出舌侧背板后，更容易获得待修复牙齿整体的解剖形态，对修复体明度调整也有重要作用。

1. 硅胶导板的制作

硅胶导板的制作，一般可在龋蚀组织或旧充填体去除之前，将该牙位及周边数颗牙齿的舌侧形态以重体硅橡胶取模的方式获得。对于缺损较大等复杂的病例，可在工作模型上制作蜡型，然后在蜡型上采取硅橡胶印模制作导板（图21）。除此之外，也可以使用透光的硅橡胶印模材（EZ-copy透明基质，森村）制取导板，在口内当作按压工具使用（图22）。

2. 硅胶导板的应用

前期制备的硅橡胶导板是目标部位修复操作的辅助工具，临床有效性高。粘接操作完成后，将硅橡胶调试就位于修复牙的舌侧，填入膏体树脂，光照固化，形成舌侧背板（图23）。在完成的舌侧背板之上，修复体的明度调控以及牙冠形态轮廓的再现都更具体化，之后的临床操作则变得轻而易举了。

前牙区树脂修复中的硅橡胶导板应用，已成为临床操作中常规的一步，使高效的树脂修复成为可能。

图21 硅橡胶导板的制作

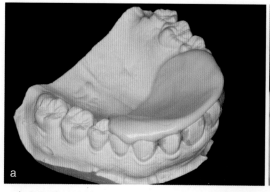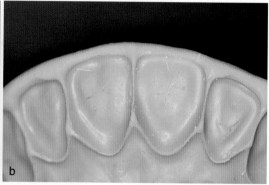

a. 在完成蜡型的模型上制取硅橡胶导板。b. 制作完成的硅橡胶导板

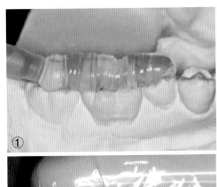

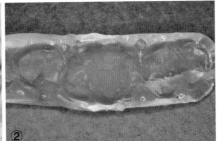

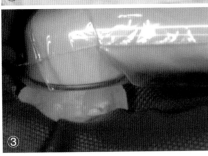

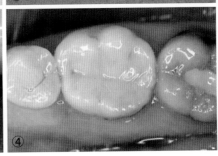

图22 作为按压工具使用的硅橡胶导板
①在完成蜡型的模型上，涂布透明硅橡胶制取硅橡胶印模
②按所需尺寸切割调整硬化的硅橡胶
③按压复合树脂，透过导板进行光照使树脂固化
④基本不需要咬合调整，短时间内即可完成修复

图23 使用硅胶导板完成间隙关闭的病例

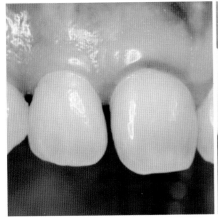

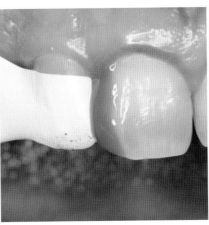

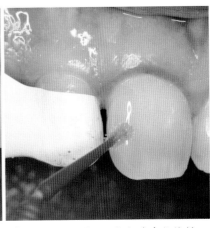

①以牙齿存在间隙为主诉前来就诊

②用特氟龙保护邻牙，牙面用磷酸酸蚀

③勿损伤酸蚀界面，轻轻涂布粘接剂

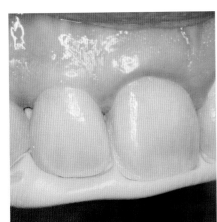

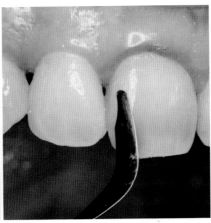

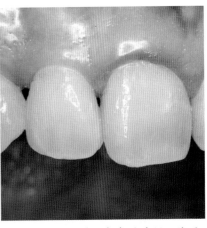

④调试硅胶导板位置，完成舌侧背板的制作

⑤舌侧面修复完成后，邻面及唇侧面的树脂修复易如反掌

⑥预知临床操作很复杂的病例，使用硅橡胶导板使其简化是至关重要的

粘接操作各步骤的功能

树脂与牙体粘接,使用的粘接系统有酸蚀、前处理以及粘接等步骤,通过发挥不同的作用而获得粘接功能。

1. 酸蚀

粘接操作的第一步即为牙面处理,通过酸蚀提高湿润性,粗化牙面并达到清洁效果。酸蚀效果最佳的是磷酸,尤其是针对牙釉质的表面处理,磷酸酸蚀已成为标准。

2. 预处理

牙本质富含有机物与水分,为了增加疏水性粘接单体的渗透性,在酸蚀的基础上进行预处理是必要的。根据粘接系统的区别,预处理使用的酸的种类有所不同。使用磷酸的系统,脱矿后胶原纤维暴露,为了增加粘接剂渗透湿润性,常会使用 HEMA 等低分子量的树脂单体成分。

3. 牙体粘接系统

现在,牙体粘接系统主要有酸蚀 – 冲洗系统与自酸蚀系统两大类,自酸蚀系统与酸蚀 – 冲洗系统相比技术敏感度降低,但是也有很多临床操作中需要注意的事项(图 24)。例如,

图 24 临床粘接操作要点

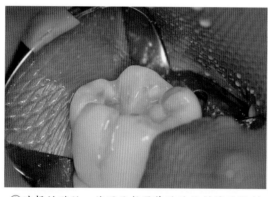
①选择性酸蚀,使用注射器装的酸蚀剂将酸蚀剂"放置在"窝洞的牙釉质洞缘处

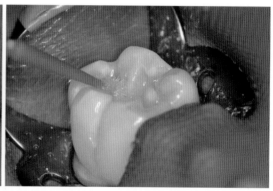
②冲洗,干燥后涂布自酸蚀粘接剂

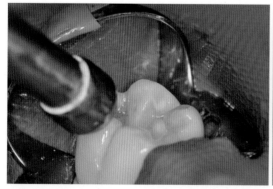
③涂布后进入气吹步骤,将浸入酸蚀面的粘接剂中的易挥发物质彻底去除是至关重要的

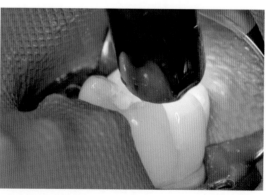
④如果窝洞范围大,有必要改变角度对各个方向给予光照

处理剂涂布时间要严格遵守，用小毛刷反复涂擦的方式来涂布，这也是关键点，这些都可以提高粘接性。另外，自酸蚀粘接系统中含有水分，如果气吹不足会导致树脂单体不能充分固化，从而导致粘接强度降低。

粘接剂可靠的光照固化也是保证牙体粘接效果不可或缺的步骤。从理论上讲，光照固化的粘接层的机械强度直接影响牙体的粘接强度，机械强度越高，粘接强度越高。光照时，光线在能抵达的范围内要尽可能地贴近粘接剂，还要严格遵守生产厂家提供的指示时间。

不管是哪种粘接剂，在临床使用时都要先阅读厂家提供的使用说明，正确的粘接操作对产品性能的正常发挥至关重要（图25）。

图25 粘接剂的涂布方法（两次涂布法，激活处理）

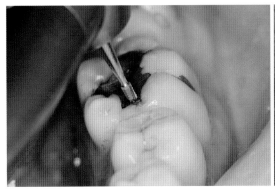

①去除变色的金属修复体

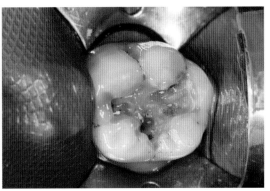

②对牙釉质的粘接效果寄予重望，使用选择性酸蚀的方式

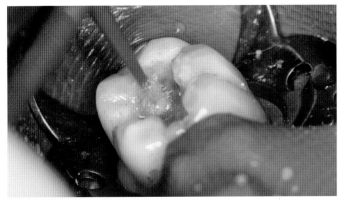

③将足够量的一步法自酸蚀粘接剂置于窝洞内，在牙本质表面反复涂擦

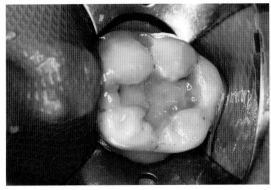

④使用流动树脂OA2（德山齿科）进行洞衬

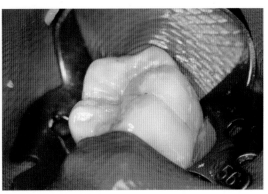

⑤之后，使用膏体树脂进行咬合面修复

流动型与膏体型复合树脂区分应用的要点

以提高复合树脂的机械强度及美学效果为目标，树脂填料及基质等均已得到改进。在此基础上，流动树脂是赋予了膏体树脂流动性能的材料，最初是以洞底的填充（洞衬）为基本目的，也可用于狭小窝洞的直接充填。之后，随着流动树脂机械强度的提升以及各种流动度的差异化，使得流动树脂临床适应证得以不断扩大。

1. 复合树脂的选择

关于复合树脂的选择，首先要充分了解各产品的特点，这对临床治疗效率的预知把控极为重要。此外，根据病例的不同，要明确对材料的要求，从而选择最适合的材料。

比如，进行牙颈部充填时，要考虑这是咬合应力比较集中的位置，需要选择弹性系数小，有分散应力能力的流动树脂（图26）。对于前牙Ⅳ类洞，材料的抛光性能，邻接面移行部的形态塑造都与美学效果密切相关，这时经常会选择膏体树脂。在临床操作中，流动树脂与膏体树脂并用的病例很多，膏体树脂充填咬合面之后，可以使用注射型流动树脂来修饰制作副嵴等解剖结构。

2. 流动复合树脂广泛的临床适应性

流动树脂被越来越多的高密度微细填料填充，这使得流动树脂具有了能与膏体树脂相媲美的高机械强度，也提升了耐磨度，因此也适用于后牙咬合面的充填（图27）。流动树脂中有低流动型和超低流动型的产品，充填后牙时，可用以轻松的塑造解剖学形态。另外，流动树脂具有很高的自光性，光泽度的持久维持也值得期待。临床操作时，注射器尖端抵在窝洞边缘，以此点为顶点挤出树脂即可快速塑形。与膏体树脂在咬合面塑形的性能相比，流动树脂能够更快更高效地完成操作。

不管是用哪种材料，根据充填部位以及充填目的恰当的选择流动或膏体树脂，区分或联合应用是成功的关键。

图26 *使用流动树脂进行牙颈部修复*

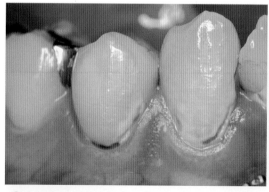 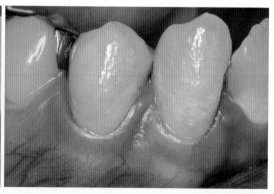

① 牙颈部可见龋蚀区域，窝洞极其狭小，选择使用流动树脂进行充填

② 仅去除龋蚀牙体组织，按照常规方法完成树脂修复

图 27　使用流动树脂进行后牙咬合面修复

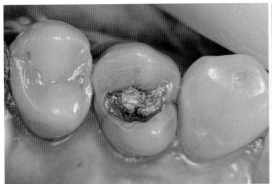

①以金属嵌体脱落为主诉前来就诊

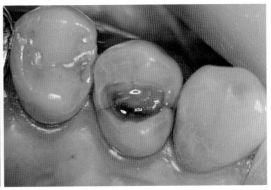

②完成粘接操作后，使用流动树脂（高流动 OPA2，德山）进行洞衬

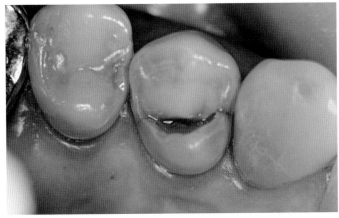

③先用流动树脂（中等流动 A2，德山）充填非功能牙尖

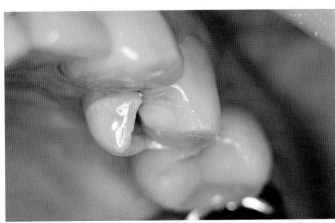

④使用膏体树脂充填，有意识的塑造出牙尖内斜面的倾斜角

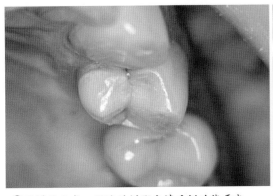

⑤同样的方式，用流动树脂充填舌侧功能牙尖

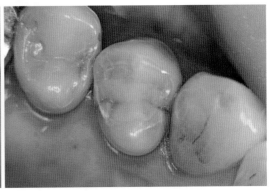

⑥形态修整，打磨抛光，完成修复

如何掌握分层充填技术

1. 知悉产品研发理念

就分层充填使用的复合树脂而言，各厂家具有不同的研发理念，因此有不同的产品线。即使同一厂家上市的树脂，不仅会有简单使用2类树脂调控颜色可完成分层充填的产品，也会有以多重颜色为特色的用以树脂分层充填的树脂产品。充分理解所使用树脂的研发理念才能熟练而自如地将其应用于临床。

2. 分层充填技术

为了高效且又美观的完成分层充填，有一些操作要点是需要关注的。为满足美学要求，要正确把握牙齿的颜色、牙冠形态、牙冠长度及宽度等特点（图 28）。原则上，牙齿的颜色要从色相（Hue）、饱和度（Chroma）、明度（Value）三方面捕获（图 29），其中明度的掌控尤为重要，换言之，这是调控修复

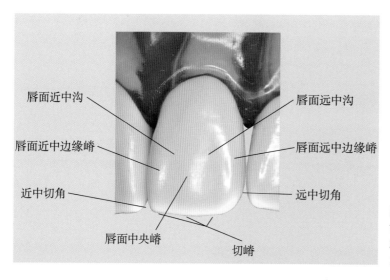

唇面近中沟　　　　唇面远中沟

唇面近中边缘嵴　　唇面远中边缘嵴

近中切角　　　　　远中切角

唇面中央嵴　　　切嵴

图 28　前牙解剖学特征
前牙分层充填时，很重要的一点是把握解剖学特征，尤其是邻面移行部以及切角的再现，这是重获美学的关键点

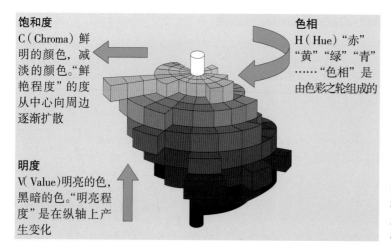

饱和度
C（Chroma）鲜明的颜色，减淡的颜色。"鲜艳程度"的度从中心向周边逐渐扩散

色相
H（Hue）"赤""黄""绿""青"……"色相"是由色彩之轮组成的

明度
V（Value）明亮的色，黑暗的色。"明亮程度"是在纵轴上产生变化

图 29　表现三次元颜色模型的色立体
观察颜色时，首先观察"明度"，其次是"饱和度"，之后是"色相"，按这样的顺序更容易进行复合树脂的比色

体透明度的重要特性。白斑、黄斑、发线、隐裂等特征，可参考患牙以及邻牙的状态，充分考虑牙列整体的协调性，塑造出各个患者的个性。反之，过度的染色反而会影响自然感，因此要尽可能进行微细的塑造，此点需牢记在心。

此外，合适的辅助工具的选择及正确应用也很重要。硅橡胶导板的使用不仅能缩短操作时间，还能相对轻松地塑造出完美的舌侧背板，值得推荐。邻面修复使用的成形系统，在能满足形态塑造的前提下，尽可能选择薄的成形片。

对于充填器械而言，有多种不同形态的工作头，选择便于操作的即可。考虑窝洞的大小及位置，适应性的选择不同形态的充填器对美学要求高的树脂修复尤为重要（图30）。对树脂与牙体移行性要求高，需要再现牙齿立体解剖形态时，充填器的选择与毛笔（扁平毛刷）的使用均是不可或缺的环节。比如，将膏体树脂置入邻接面后，其接触点的位置、龈间隙、外形凸度的塑造，尤其是涉及前牙邻面接触区的窝洞对功能及美学的再现均有较高期望，恰当使用这些器械可事半功倍（图31）。

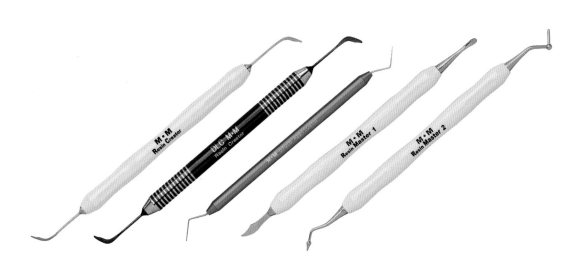

图30　树脂充填器
根据使用部位和塑型目标，选择自带形态的充填器也是分层充填得以成功实现的重要环节

图31　用分层充填的方式进行前牙修复

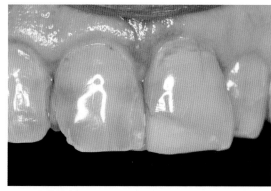

①以前牙不美观为主诉前来就诊，11、21有复合树脂修复体

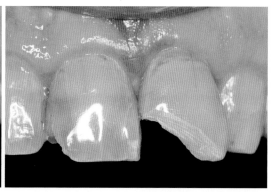

②去除陈旧修复体，唇面牙釉质区制备较宽的洞缘斜面

图31（续）

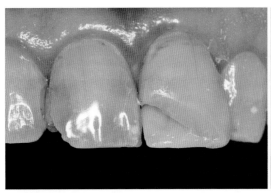 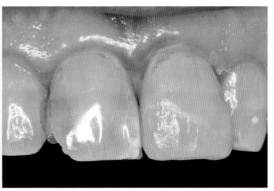

③粘接操作后，使用颜色为A2B的膏体树脂（德山）制作舌侧背板

④使用A2B和YE膏体树脂，控制好合适的厚度，完成牙体形态的塑造

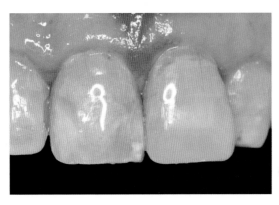

⑤对侧的远中切角也用同样方式充填，打磨抛光，完成修复

咬合面形态塑造的要点

随着复合树脂机械性能的提升，其应用范围也扩展到包括后牙邻面缺损的大型窝洞的修复。考虑到美学的要求，使用树脂替代金属修复体进行再修复的病例也越来越多。涉及后牙邻面缺损的窝洞，合理使用邻面成形系统可恢复准确的接触点以及解剖学形态，这使得过去不得不使用间接法修复的病例，现在也可以在一次就诊时完成修复。

修复操作之前须安装橡皮障系统，隔离后的术野更加清晰，有利于实现可靠的粘接操作以及解剖形态的塑造。接着在已完成可靠粘接的牙面上用流动树脂洞衬，之后堆塑膏体树脂，再现解剖形态，并进行咬合调整。这时需要关注的要点有：①复杂洞形简单化，②牙尖构建，③顺应牙尖斜面的工具使用等。其中，沟裂的"制作"意识要强，这对咬合面形态得以再现至关重要。鉴于此，医生必须要掌握牙齿的解剖学形态（图32）。

1. 间接法与直接法的选择标准

判断间接法与直接法的选择标准最主要的是能否进行邻面成形。使用邻面成形的方式也无法将复杂洞形单纯化，邻面接触区的恢复极为困难，综合考虑修复操作时间，这就应该是间接修复的适应证了。修复时复合树脂的选择根据情况而定，对于小窝洞，使用流动复合树脂可在短时间内完成修复操作；相对应的，涉及邻面龋损的窝洞以及范围过大的窝洞，选择膏体树脂的病例更多。

2. 咬合面形态的塑造

使用膏体树脂塑造咬合面形态时，很重要的就是要把牙尖、嵴的形态印刻在脑海中，充填器顺应嵴的走向移动即可塑造出咬合面形态，在顺势而为的意识引导下完成操作（图33）。此时还需要注意主沟与副沟的走行。这些沟裂的走行是可以用膏体树脂塑造而成的，膏体树脂堆塑的牙尖嵴之间可形成沟与裂隙，这就构成了纯天然的现实版的后牙充填（图34）。

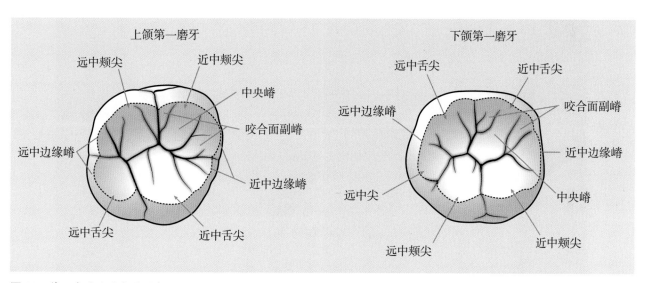

图32 第一磨牙的咬合面形态
后牙修复时，解剖学形态的掌握是必备条件。窝沟裂隙的走行及位置，嵴的走行方向，都需牢牢印刻在脑海中

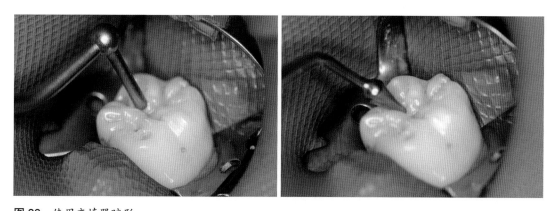

图33 使用充填器赋形
充填器的操作法并非无足轻重，它在复合树脂修复中起着非常重要的作用。使用柱形充填器向窝洞内填压树脂，用花蕾状（纺锤形）充填器沿牙尖内斜面移动辅助塑形

图34 后牙咬合面修复

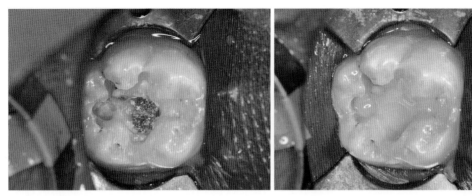

①窝洞制备完成　　　　　　　　　②粘接操作后，用流动树脂（A2O色）洞衬

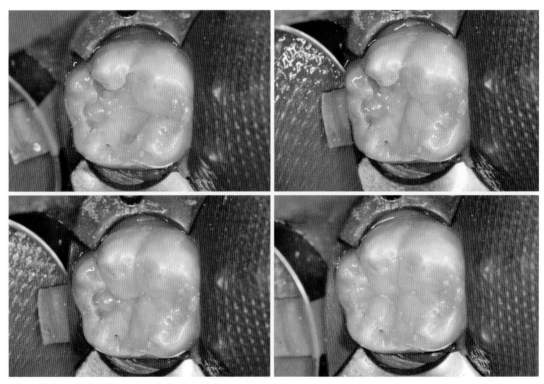

③～⑥使用膏体树脂堆塑牙尖的同时制作出沟裂的走行

形态修整与打磨抛光的要点

复合树脂修复美观性的维持关乎修复体的寿命。如果不进行形态修整及打磨抛光，修复体表面会残存未完全固化层，这会引发表面着色及粗糙化等多种问题。因此，作为修复操作的最终步骤——形态修整与打磨抛光必须被确实有效的执行。

1. 有效率的形态修整

光照固化完成后可见树脂表面有 0.3~0.5mm 的未完全固化层，这必须通过形态修整将其去除。形态修整既要考虑功能性以及与牙周组织相协调的形态性，赋予修复体表面适当的质感也相当重要。

复合树脂是由较硬的填料与相较偏软的基质构成的，针对这种具有不同硬度成分的树脂，用刀状器械切割（切削）比摩擦切割（磨削）更容易高效地获得一个平滑面（图 35）。在使用钨钢车针去除多余树脂并修整形态时，要谨慎操作以免损伤牙体组织（图 36）。使用复合树脂专用的超细金刚砂车针也能够高效完成形态修整（图 37）。去除舌侧面与牙龈端超充树脂时，用手动器械（M.M 树脂修整器，SunDental 公司）更安全更可行（图 38）。

形态修整时，树脂与牙体之间的分界线是较难判断的，推荐大家使用头戴放大镜。在形态修整时精准地去除了未处理过的牙齿表面的超充树脂，可以有效预防边缘部可能会出现的褐线，同时也能延长修复的使用寿命。

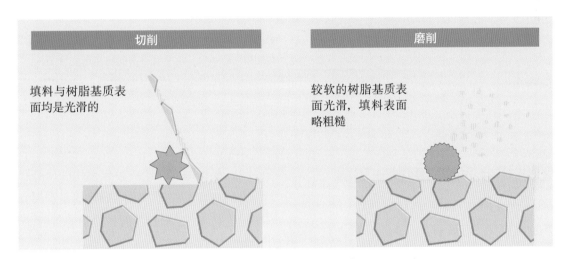

图 35 切削与磨削。要充分考虑切削与磨削其机能的差异从而选择不同的器械

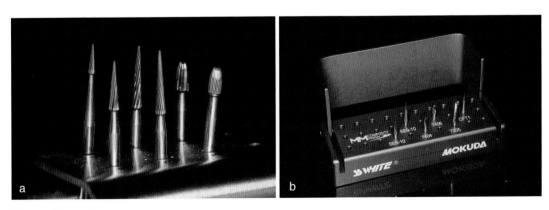

图 36 钨钢车针
复合树脂修复时的形态修整推荐使用钨钢车针。a. 树脂修形抛光套装（Kerr）。b. M.M 树脂抛光（SS white，茂久田商会）

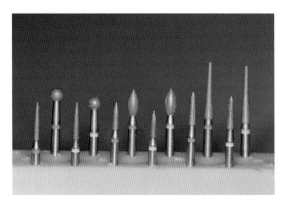

图 37 Bluwhite 系列钨钢抛光车针（Kerr）。有各种形态，应用广泛

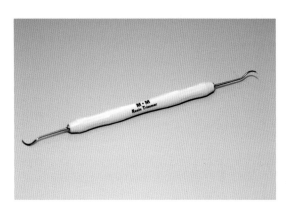

图 38 M.M 树脂充填器（Sun Dental 公司）。用在前牙区以及相应的部位，用于将多余的树脂彻底清除

2. 选择合适的打磨抛光工具

　　市面上的打磨抛光材料有多种不同颗粒大小的硅胶尖、碟及刷（图 39）。根据充填部位考虑选择不同抛光系统，正确的区分使用有助于实现高度美学需求的修复效果。作为抛光工具，根据抛光对象的差异使用的研磨颗粒及结合剂也各不相同，所以要使用复合树脂专用的抛光材料。根据目的选择恰当的打磨抛光工具，就可以获得相应高效的修复效果。

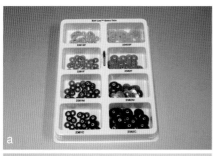

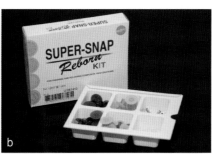

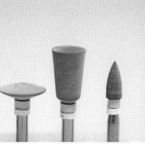

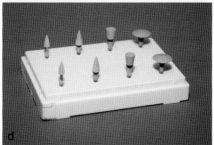

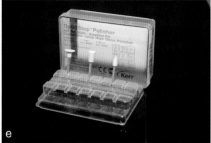

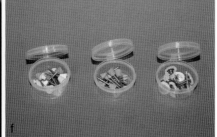

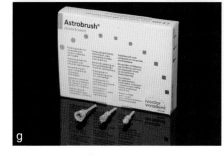

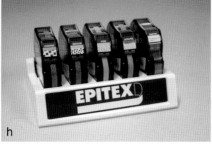

图39　抛光系统
对应临床的多样性，市面上有多种不同填料及形态各异的抛光系统
a. Soflex Disc（3M）
b. SuperSnap（松风）
c. Compo Master（松风）
d. OptraPol 1 Step（Ivoclar Vivadent 义获嘉）
e. Opti 1Step Polisher（Kerr）
f. Jiffy 打磨抛光系统（Ultradent 皓齿）
g. AstroBrush（Ivoclar Vivadent 义获嘉）
h. Epitex（GC）

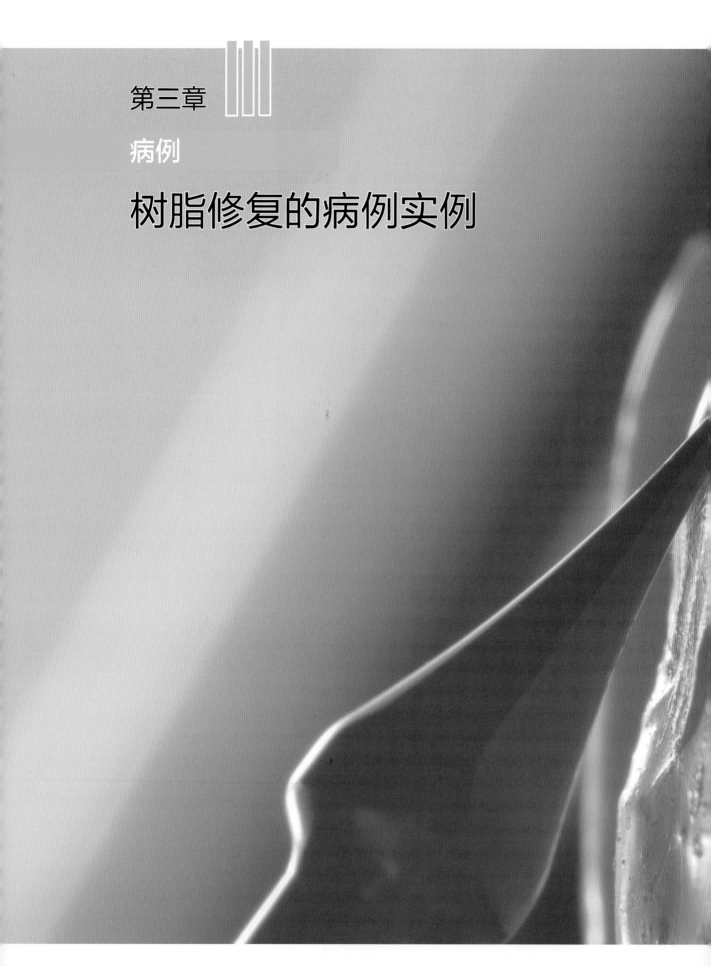

第三章

病例

树脂修复的病例实例

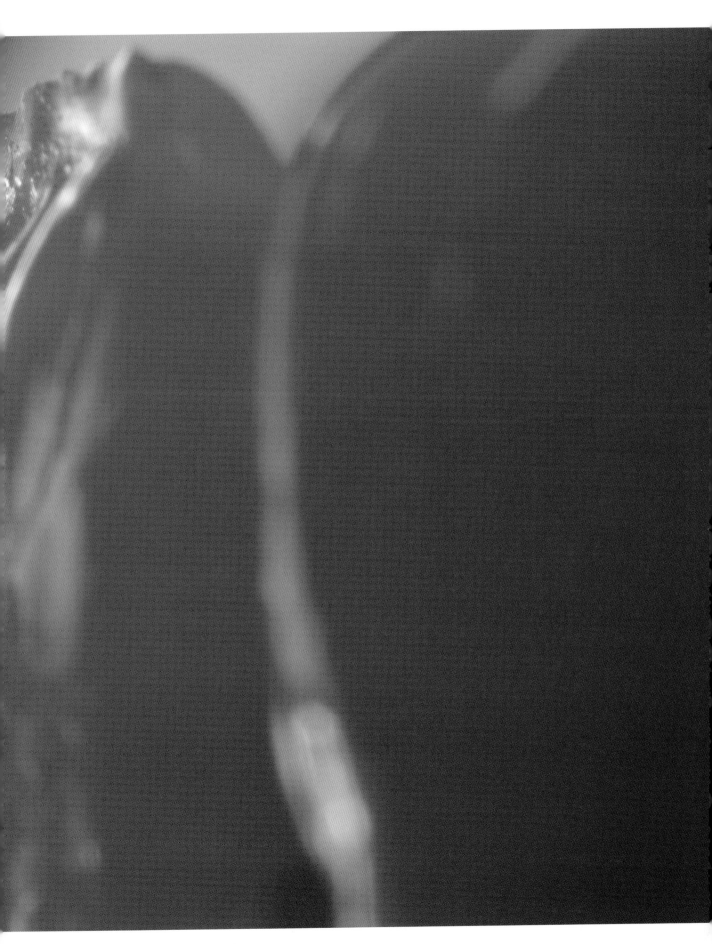

病例 01 牙颈部缺损（V类洞）

　　针对牙颈部缺损的树脂修复，修复前首要的准备工作——排龈。排龈可以使术野清晰，避免牙龈损伤。此外，排龈还有助于控制龈沟液及出血，防止窝洞污染。在树脂选择方面，可考虑使用流动型树脂，将注射针头尖端抵在近切端（或近牙尖）的洞缘处推出糊剂，流动树脂逐渐向牙颈部扩散形成自然的牙体凸度。此外，要选择光扩散性好的树脂，让充填体的色调与周围的牙体组织更好地融合。

宫崎真至　黑川弘康

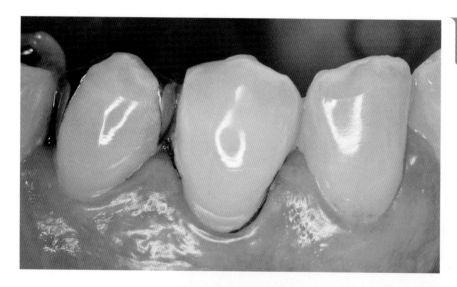

术前

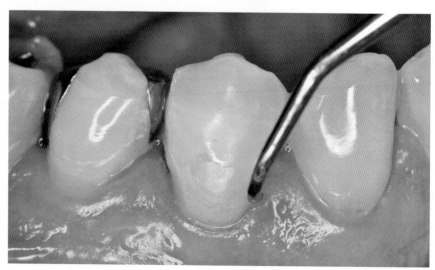

术后

临床操作的关键点

牙颈部修复的要点

①排龈，暴露清晰的术野，防止窝洞污染。

②选择流动树脂。

③选择光扩散性好的树脂。

病例术前分析

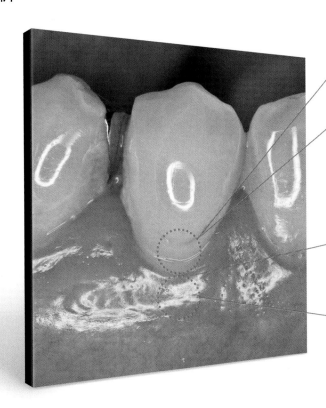

①粘接操作尽可能在短时间内迅速完成，推荐使用极薄的一步法自酸蚀粘接剂

②要轻轻地推注流动树脂以控制其流动性，这时候推荐使用的是中等流动度的树脂，可以利用糊剂的表面张力形成自然的凸度

③选择与患牙龈沟宽度匹配的排龈线，这样才能暴露出清晰的术野，防止龈沟液、血液对窝洞的污染

④在修复治疗之前需要先进行牙周基础治疗，在牙龈边缘还存在炎症的情况下，pH低的牙体处理剂触碰炎症区会导致牙龈出血，使修复操作变得困难

● 使用器械

排龈线：SURE-Cord（吉田）

车针：MI 金刚砂车针（马尾，森田）

粘接系统：通用型粘接剂（3M）

流动复合树脂：可乐丽玛吉斯特 ES Flow 低流动，超低流动（可乐丽）

探针形充填器：M.M 染色用探针（背户制作所）

钨钢修形车针：Bluwhite 系列钨钢车针（Kerr）

打磨抛光头：optra ball（义获嘉）

推荐产品

Gracefil（GC）

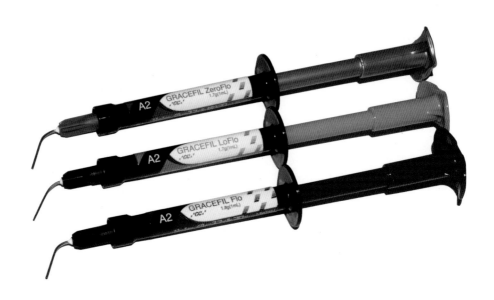

注射树脂并不仅仅是常规流动树脂进展的产物，而是在膏体树脂机械性能飞跃发展之上为改善其操作性能而诞生的新型材料，这里介绍的Gracefil则是其代表性产品之一。

Gracefil树脂有三种不同的流动性，可满足各种各样的临床病例需求。树脂中的纳米级填料经过特殊的硅烷化处理（FSC：Full-coverage Silica Coating），在强度和耐磨性提升的同时，也赋予材料不可或缺的易抛光、光泽度高的美学性能。

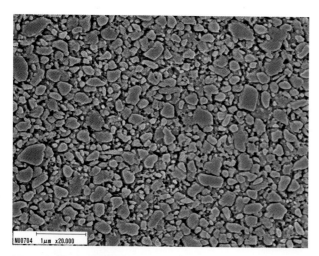

图1 扫描电子显微镜（倍率20 000）
超微的多角形纳米级填料密布于基质中

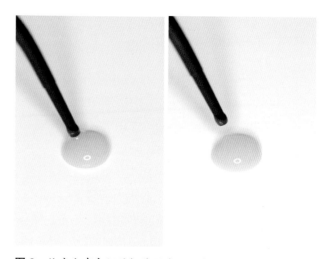

图2 临床上有良好的机械强度及抛光性能之外，还具有树脂推注流畅，离断性佳的特性

病例解说

1. 排龈的必要性

楔状缺损区域所暴露的牙面，其牙本质矿化程度高，牙本质小管多表现为封闭状态，因此树脂单体向牙体内渗透困难，牙体粘接性能低下。鉴于此，楔缺充填时，需要对缺损区牙本质表层进行处理以暴露出新鲜的牙面，这时候操作稍有不慎就会损伤牙龈，牙体待粘接面被血液污染后会影响粘接效果，因此排龈是必不可少的。置入排龈线时要使用头部很薄并具有适当角度的专用排龈器流畅的操作（图1-2）。从邻面开始入手，向近中区顺序压入，让排龈线能在龈沟中留存。放置排龈线时，不仅要考虑压力，还要注意排龈线的粗细，避免损伤附着上皮。

排龈到位能够在做牙体预备及糊剂填充时控制龈沟液的影响，同时也能防止粘接剂及树脂溢出至龈沟内（图1-3，图1-4）。

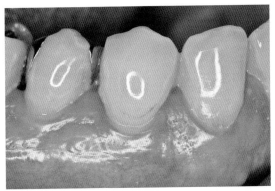
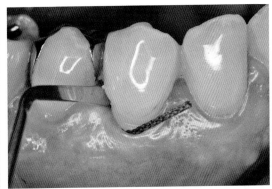
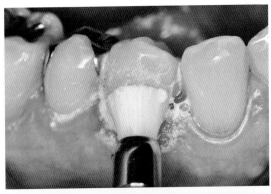

图1-1　牙颈部楔状缺损病例
图1-2　修复操作前先行排龈
图1-3　操作前使用氧化铝抛光材对待粘接牙面进行清洁

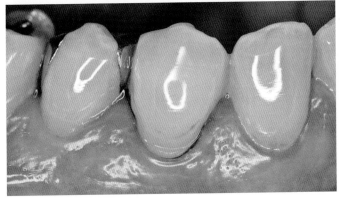

图1-4　粘接操作前确认待粘接牙面的状况，判定牙面处理的必要性

2. 备洞要点

在有效控制转速及压力的条件下，用球钻对牙体表面进行薄层切削（图1-5，图1-6）。楔状缺损的形状常为碟形或碗形，尽量避免短斜面的预备以保存牙釉质。

3. 牙面处理确凿可靠的重要性

针对楔状缺损修复，修复体的冠方边缘是牙釉质，龈方边缘位于牙本质上，因此选择一种不管针对哪个界面都能对树脂有很好粘接效果的材料很重要。足量的自酸蚀粘接剂在牙本质表面反复涂擦之后，一定要进行彻底的气吹干燥。光照固化时，光固化灯头部尽可能接近待固化区，与窝洞保持垂直，按照制造商推荐的固化时间完成操作（图1-7~图1-9）。

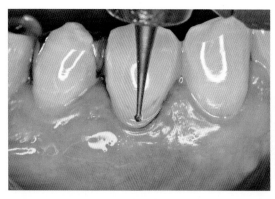

图1-5 用车针轻轻切削待粘接牙面

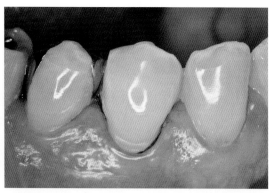

图1-6 这就是在粘接前预备出的最适合粘接操作的状态

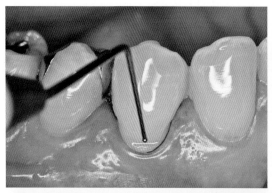

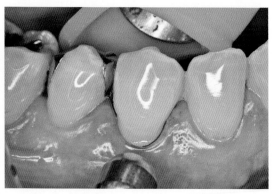

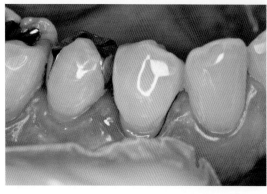

图1-7 涂布一步法自酸蚀粘接剂

图1-8 为了让水分充分挥发，涂布后的气吹干燥是非常重要的步骤

图1-9 粘接层的光照固化是决定树脂修复预后非常重要的因素

4. 流动树脂充填

　　用流动树脂注射针头尖端抵住切端（或牙尖）方向的洞壁，缓慢推注糊剂（图1-10），注意控制流动树脂的流量和流速，使用探针状的充填器（M.M染色剂涂布用）赋予其自然的凸度（图1-11，图1-12）。要选择既能与牙面有很好的融合又不太易流动的流动树脂。此外，流动树脂不仅要具备与膏体树脂同等的机械性能，又要能够缓解修复体聚合收缩产生的应力，具有较强的抗破坏能力，这些性能对楔状缺损的修复至关重要。修复区域是内部而非贯通洞形时，选择光扩散性优异的树脂能发挥乳光效果，即使是单层充填也能轻松获得匹配的融合效果。

5. 修复体的质感与光泽感

　　因为修复的部位在牙颈部非自洁区，树脂的表面性状需要经过恰当的修整才能有效预防继发龋等不良反应。尤其是树脂具有半透性，洞缘处很可能会超充，洞缘周围的牙体与修复体移行区的形态及性状非常重要。使用12刃的钨钢车针可同时切削树脂基质与填料，高效获得均一的表面性状，之后的抛光也会轻松很多（图1-13）。最终的抛光可使用抛光碟或硅胶尖等树脂精细抛光工具（图1-14），获得与牙釉质同等的光泽度。边缘修整可联合使用M.M树脂修整器（图1-15）。

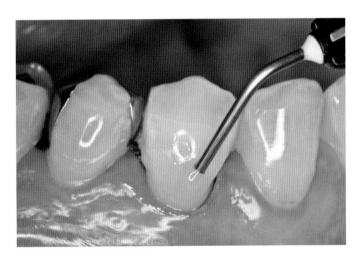

图1-10　使用流动树脂充填时，将注射针头尖端抵于近切端的洞缘处，轻轻推注糊剂并逐步缓慢向龈端移动，掌控好糊剂的流速

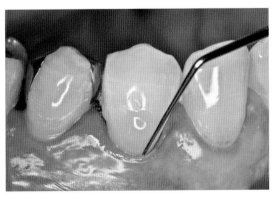

图1-11　用探针形的充填器修整外形

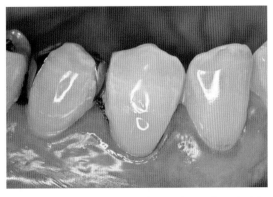

图1-12　用这种方法能够很简单地避免龈边缘超充形成的悬突

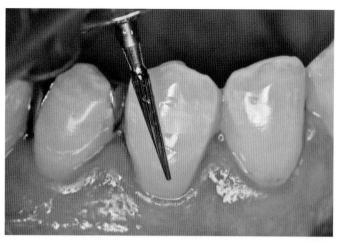

图 1-13　用钨钢车针进行形态修整

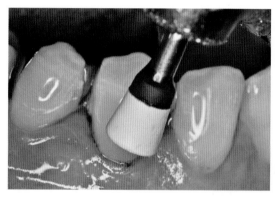

图 1-14　根据使用的树脂材料的特性选择合适的打磨抛光系统材料（Optraball 义获嘉）

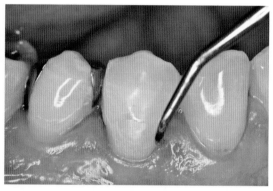

图 1-15　边缘溢出的微量树脂可用 M.M 树脂修整器进行调整，高效便捷

牙颈部充填使用的修复材料

宫崎真至

对于根面龋或楔状缺损等牙颈部硬组织缺损，推荐使用复合树脂与玻璃离子水门汀。牙颈部追求美学性的同时也要求有很好的粘接性。日本的学者在回顾修复材料选择趋势时发现，20 世纪 80 年代牙颈部缺损修复的多数病例选择玻璃离子水门汀，在那个背景年代下，根面龋修复主要考虑防止牙齿的缺失。鉴于玻璃离子水门汀具有缓释氟防龋的特性，与牙体具有自粘接性，在临床是很有魅力的材料，这大概就是被选择的主要原因。1990 年以来，随着牙体粘接材料的发展，复合树脂使用增加，近年来流动复合树脂的操作性不断提升，成为多数病例修复的选择。与玻璃离子水门汀相比，使用流动树脂进行修复，既不需要调拌，而且操作性能优越。复合树脂是综合考虑之后的极佳选择。从目前材料的生产量来看，欧美使用玻璃离子水门汀进行修复的频率似乎更高一些。

从现有的综述、回顾 [1] 中可见，使用复合树脂修复牙颈部缺损的脱落率高于玻璃离子水门汀，二者修复颜色适合性在修复后三年并无显著差异。继发龋、边缘适合性以及边缘着色等无明显差异，从表面性状来讲，复合树脂修复更胜一筹。另外，从复合树脂、复合体、玻璃离子三种材料修复后一年的跟踪调查来看 [2]，未见修复材料种类带来的差异。但是流动树脂修复后的脱落率有偏高趋势，尽管并无统计学差异。临床上，树脂加强型玻璃离子水门汀显示出最佳效果。玻璃离子水门汀展示出相对优异的临床效果的原因是，酸碱反应固化过程中，即使表面有水分或者被污染，也不会影响其固化以及材料性能，不会引发材料与牙齿间的粘接不良等问题。鉴于此，为了能在复合树脂修复中获得良好预后，彻底去除病灶，防止粘接界面污染，充分的隔湿均是必要的。医生有上述的意识极为重要。

◉ 文 献

[1] Boing TF, et al. Are glass-ionomer cement restorations in cervical lesions more long-lasting than resin-based composite resins? A systematic review and meta-analysis. J Adhes Dent, 2018, 20: 435–452.
[2] Hussainy SN, et al. Clinical performance of resin-modified glass ionomer cement, flowable composite, and polyacid-modified resin composite in noncarious cervical lesions: One-year follow-up. J Conserv Dent, 2018, 21: 510–515.

病例 02 Ⅲ类洞

为确保感染的牙体组织能够被去尽，需要判断好窝洞开口的位置。从唇侧入路，视野清晰，操作工具的到达性和操作性都比较好。采用唇侧入路，唇面牙釉质的切削量较多，充填的树脂材料与牙体间的完美融合就比较难实现。邻面修复时，为了恢复完美的邻面接触区形态，可使用分段式邻面成形系统（Kerr）。

宮崎真至　高見澤俊樹

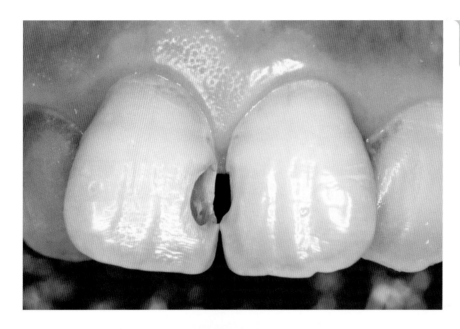

术前

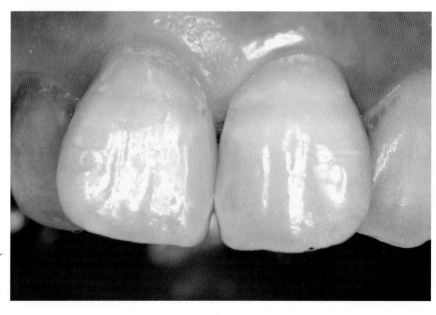

术后

临床操作的关键点

III 类洞修复的要点

①去腐的入路。
②树脂的堆塑。
③邻面成形与充填工具。

术前病例分析

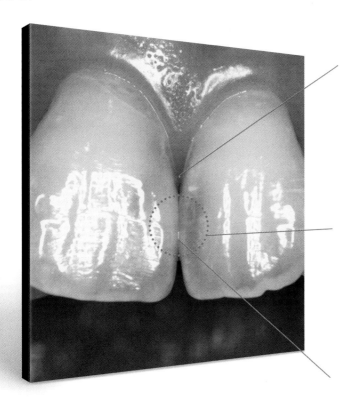

①牙颈部附近形态的再现很有必要，龈外展隙的形态修整是获得美学效果的重要因素

②洞形预备时从唇侧开口还是舌侧入路，由龋损的位置以及器械的可抵达性来决定

③尽可能保存接触点

● 使用器械

排龈线：Sure-Cord（吉田）
金刚砂车针：MI 金刚砂车针（松风）
钨钢车针：MI 车针（马尼，森田）
磷酸酸蚀剂：酸蚀凝胶（Kerr）
粘接系统：Scotchbond 通用型粘接剂（3M）
流动复合树脂：Estlite Flow OA2（德山）
成形片：分段式成形片（Kerr）
复合树脂：Estlite OA2，A2，A1（德山）

推荐产品

Scotchbond 通用型粘接剂（3M）

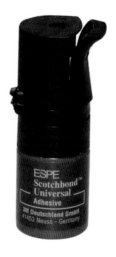

本产品可简化操作步骤，针对各种不同的被粘接体不需要特殊的前处理剂，是一种通用型粘接剂。含有功能性单体 MDP，对多数被粘体均有化学结合力，不仅仅针对牙齿，对齿科用金属材料、氧化锆、氧化铝等均有很好的粘接性能。此外，与应用了玻璃离子技术的 Vitrebond 共聚体相配合，还能有效降低含水被粘体在粘接时有可能出现的术后敏感。粘接层 5~10μm，非常薄的粘接层在美观要求高的部位是很有意义的。不仅可用于自酸蚀粘接，也可应用于磷酸酸蚀后的全酸蚀粘接以及选择性酸蚀粘接过程中，可以说是临床中适用范围广泛、使用非常便利的粘接系统。

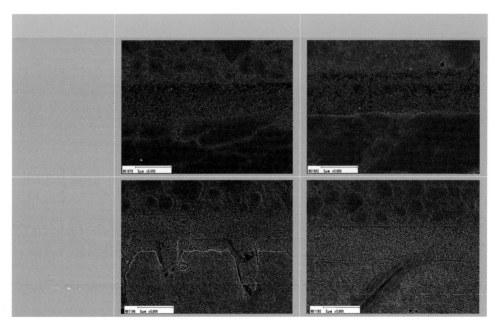

图1　扫描电镜下观察牙釉质及牙本质粘接界面（倍率 5000）
不管针对哪种酸蚀模式，也不用考虑缺损界面的差异，均能获得良好的粘接效果。尤其是针对牙本质全酸蚀模式，粘接剂能渗入到牙本质小管中，在脱矿的牙本质中形成清晰可见的树脂浸润层

病例解说

针对前牙Ⅲ类洞，树脂修复是第一选择方案。根据窝洞的大小、与龈缘的距离、是否为贯通洞形来确定治疗术式以及材料、颜色的选择。

1. 去腐入路，感染牙体组织的去除

发生在前牙邻面的龋损，常会沿釉牙本质界深入扩展，尽管视诊看到的是很小的龋损，但是龋坏的范围可能已经很深很广泛了。为了防止有残存的无法去尽的龋损组织，窝洞的开口、入路以及去腐工具能否抵达整个龋损区都是要充分考虑的问题。如果龋坏靠近牙龈，排龈也是必需的。

市面上有很多有特色的金刚砂车针可用来打开龋洞，需根据车针形态、大小、颈部的长度特征来选择，使用它们切削牙齿时很符合MI理念（图2-1，图2-2）。感染的牙体组织去除后可能会产生无基釉，这些牙釉质的存在有利于树脂修复颜色的和谐，所以在可能的限度内尽可能保留。

刃部小，颈部有弧度的挖匙适用于龋坏组织的去除。在龋蚀检知液的指示下判定需要去除的所有部位，使用 #1/2 和 #1 低速球钻谨慎去除龋坏组织而不伤及健康牙体组织（图2-3~图2-5）。

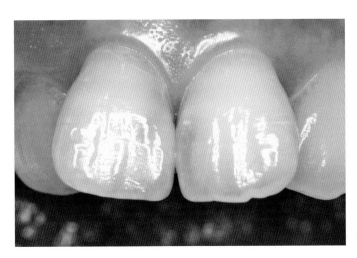

图 2-1 术前

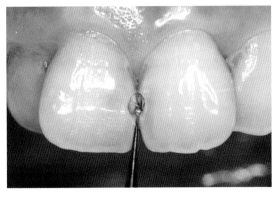

图2-2 窝洞入路时最好使用切割工作头很小的金刚砂球钻

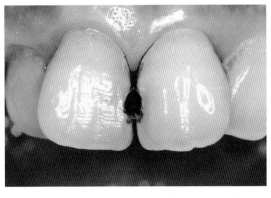

图2-3 为了保证去腐仅限于感染的龋损牙本质，有必要使用龋蚀检知液

2. 洞缘斜面的制备

前牙树脂修复对美学效果寄予厚望，牙体与树脂之间颜色的移行与协调很重要，洞缘短斜面的制备即为策略之一。一般情况下，从牙颈部向冠方牙齿明度逐渐提升，Ⅲ类洞颈缘侧短斜面厚度较大，向切端逐渐变浅变宽，这样有利于色彩的移行与融合（图2-6~图2-8）。

3. 粘接操作

为了简化操作，降低术后敏感，使用自酸蚀粘接系统的频率很高。其中，两步法自酸蚀粘接系统在临床中有很多相关研究数据，被作为粘接的金标准。两步法粘接剂会形成60~80μm的粘接层；而通用型粘接剂形成的粘接层相对较薄，一般仅为数微米，对光的折射

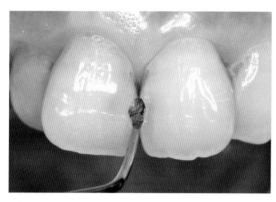

图2-4 使用挖匙（M.M背户制作所）谨慎地挖除感染牙体组织

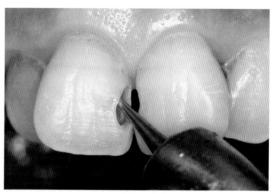

图2-5 使用低速球钻去除感染牙本质

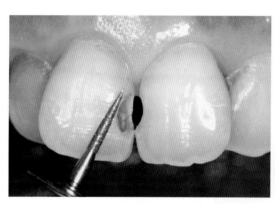
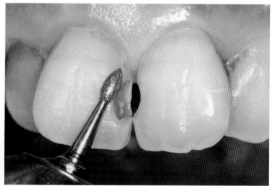

图2-6，图2-7 制备洞缘短斜面，在不同部位使用不同形态的金刚砂车针（c165,c175）

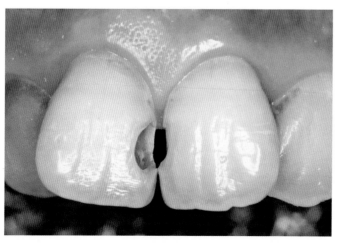

图2-8 最微创的方式完成窝洞制备

率影响小，美观效果更佳。但是使用通用型粘接剂时，为了确保洞缘牙釉质区的粘接强度，建议使用选择性酸蚀的方法效果更佳（图2-9，图2-10）。

4. 邻面成形以及树脂充填

针对复杂的洞形，需要根据窝洞的大小以及牙列状况来选择使用透明成形片还是硅胶背板。较小的窝洞选用常用的透明聚酯成形片足以完成；缺损较大需要从牙颈部附近开始重塑形态时，则需要选择豆瓣成形片（分段式成形片），有利于龈外展隙以及邻面接触区自然凸度外形的构建（图2-11~图2-14）。

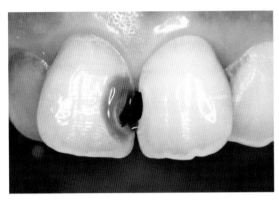

图2-9　在进行选择性酸蚀时，选择流动性可控的酸蚀剂

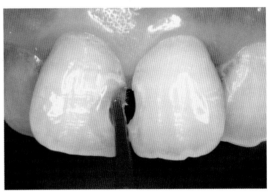

图2-10　涂布粘接剂时，不要破坏牙釉质的酸蚀面

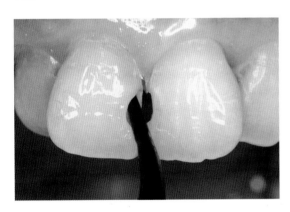

图2-11　用流动树脂做洞衬

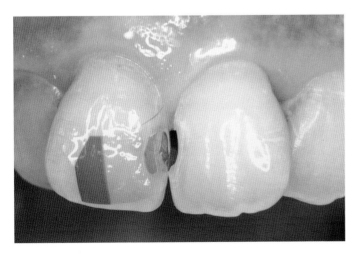

图2-12　使用豆瓣成形片，先恢复舌侧背板的形态

5. 形态修整以及打磨抛光

修复体表面质感是决定树脂修复美学效果的因素之一，它由材料的光滑性与光泽度决定。修复体表面的质感与颜色同等重要，对修复后牙齿的视觉效果有重要影响（图2-15~图2-19）。

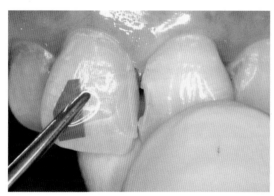

图2-13 豆瓣成形片使用时要和树脂贴合

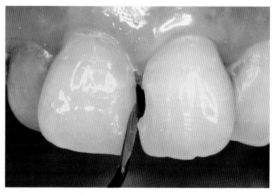

图2-14 前牙邻面有缺损的病例，需要使用工作端很薄的充填器来完成修复（IPCT，Cosmedent）

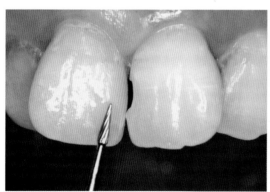

图2-15 修形时，使用与目标形态匹配的钨钢车针

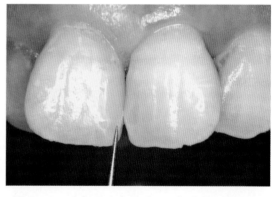

图2-16 用金刚砂车针（Kerr）修整切外展隙的形态

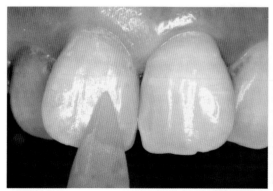

图2-17 充填物边缘与牙体平滑的移行后开始进行表面的打磨（mini point，松风）

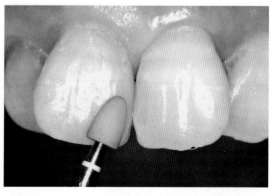

图2-18 使用compomaster（松风）进行最终的抛光，获得光泽度

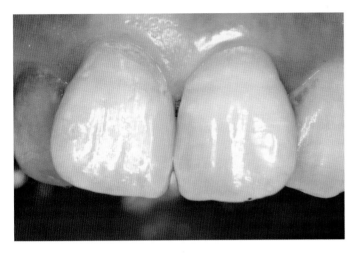

图 2-19　术后

参考病例：没有舌侧壁支撑的窝洞

缺乏舌侧支撑壁的Ⅲ类、Ⅳ类洞，借助舌侧背板塑形极为重要。使用预弯的聚酯成形片，用指腹按压，可进行舌侧背板塑形。对于这种贯穿洞形，如果使用的材料光透过性过强则无法阻止光线的透射，因此需要选择诸如牙本质树脂或者遮色树脂之类的能抑制光线透射的材料，以提升修复体的明度（图 R-1~ 图 R-15）。

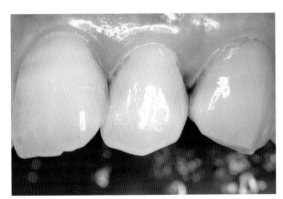

图 R-1　术前

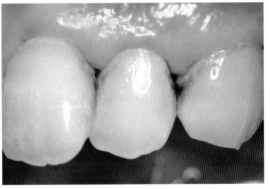

图 R-2　颊舌侧同时压入排龈线完成排龈

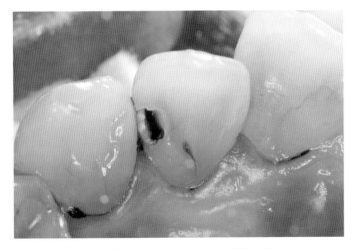

图 R-3　本病例的窝洞制备是在口镜引导下的舌侧入路

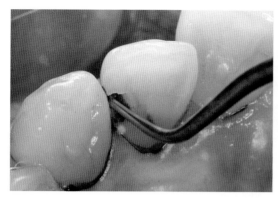

图 R-4 使用头部有曲度的挖匙去腐，确保能抵达病灶内

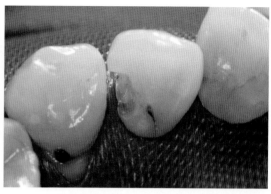

图 R-5 完成窝洞制备后，用多颗牙暴露的橡皮障隔离法，术野更清晰，操作更容易，提高了舌侧入路病例的操作性

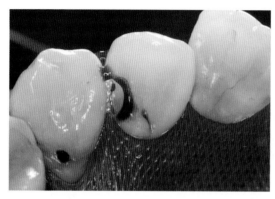

图 R-6 选择性酸蚀

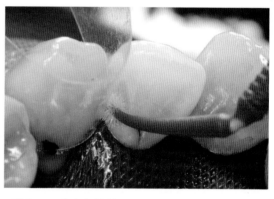

图 R-7 涂布粘接剂

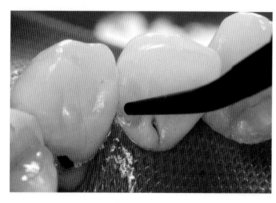

图 R-8 流动树脂洞衬

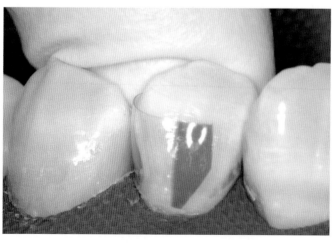

图 R-9 用指腹按压豆瓣成形片，按期望的形态构建舌侧面

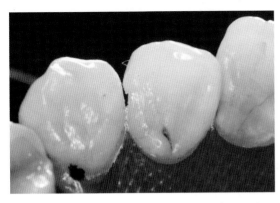

图 R-10　这样比较容易塑造出舌侧边缘嵴的形态

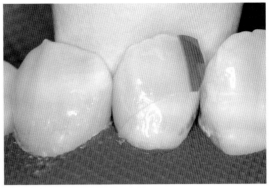

图 R-11　向舌侧牵拉豆瓣成形片，整塑邻面形态

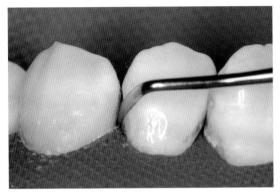

图 R-12　从唇侧充填膏体树脂

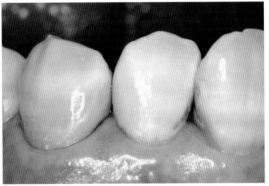

图 R-13　打磨抛光后即刻。如有可能，下次就诊时检查边缘，根据需要再次进行最终的抛光

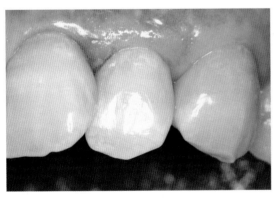

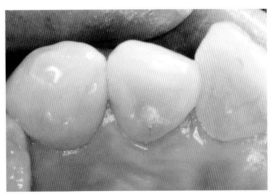

图 R-14，图 R-15　术后

病例 **03** IV 类洞

　　前牙区修复最重要的是正确把握牙齿的形态、明度以及牙齿表面性状。把控颜色的要点有：①牙颈部到切缘颜色的单纯性与复杂性，②发育叶距离切缘的位置，③表面性状的状态。第②条是随年龄尤其是咬合磨耗状态而变化的。牙齿表面性状被称作第 2 种颜色，对颜色的匹配性来说是极为重要的因素。配色时，为了利用变色龙效果，在唇侧可预备较宽的短斜面，这样会有渐变的色彩效果。另外，根据对侧同名牙的形态，保持左右的对称性也是要点之一，这时硅胶导板的使用就很有应用价值了。

青島徹児

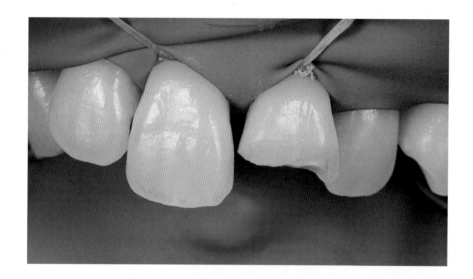

术前

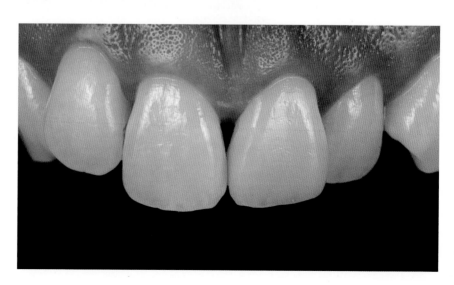

术后

临床操作的关键点

IV 类洞修复要点

①颜色及表面性状的把握。

②唇侧边缘短斜面的制备。

③参考对侧同名牙赋予牙体形态。

术前病例分析

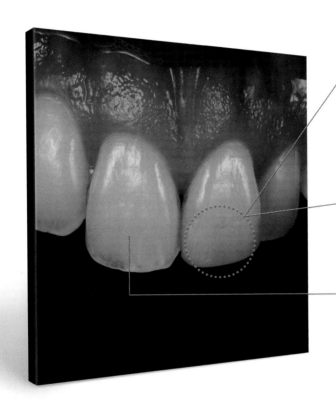

①陈旧修复体变色，明度偏低，无法与余留牙体匹配。尤其是IV类洞窝洞内侧是黑暗的口腔环境，为了降低黑暗背景对美学的影响，修复体明度的把控极为重要。为了正确把握明度，需要在抑制牙面反光的状态下拍照确认

②充分考虑前牙结构线（解剖形态），为了保持与对侧同名牙形态的一致性，可在石膏模型上制作蜡型后制取硅胶导板

③牙齿表面性状被称为第2种颜色，恢复出与牙体一体化的表面性状很有必要。本病例牙体表面性状为中等程度，要充分解读对侧同名牙的表面性状获取重要信息

●使用器械

橡皮障：OptiDam（Kerr）

硅橡胶导板：油泥（森田）

小毛刷：Microbrush（Microbrush）

邻面成形：分段式成形片，透明弯曲型，牙间楔（Kerr）

磷酸酸蚀剂：磷酸凝胶（Kerr）

粘接系统：OptiBond eXTRa（Kerr）

修形打磨抛光工具：参考下一页

产品推介

基本形态修整 打磨抛光流程

就迄今为止的个人经验而言，笔者是按一定流程来完成形态修整及打磨抛光的。形态修整时使用超细砂金刚砂车针或抛光碟，之后将咬合纸按压在牙面上制作印迹，把握表面性状。如果没有什么表面特性，直接用硅胶尖或抛光碟打磨抛光。如果有较强的表面特征，可以用较粗的硅胶尖制备出唇面沟等宏观解剖性状，波纹状的微纹理可以用精细的金刚砂车针的轴面和尖端顺着波纹的走向轻轻移动。如果微纹理塑造过度，可以用粗的硅胶尖配合粗粒的抛光膏（Proxyt RDA83，义获嘉）进行调整。之后用钻石抛光膏完成最终的抛光。

图1 形态修整及打磨抛光流程

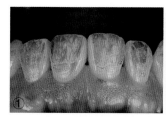 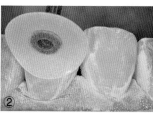 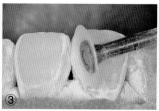 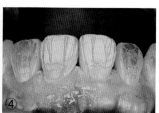

①－④将咬合纸按压在牙面上制作印迹，可明确天然牙的表面性状以及树脂的边界。抛光碟很适合用于树脂边界的移行与抛光，在无水的状态下，用碟片将边界以及外展隙的形态进行修正，完成大体形态后，用铅笔标记出唇面沟及横纹等宏观纹理

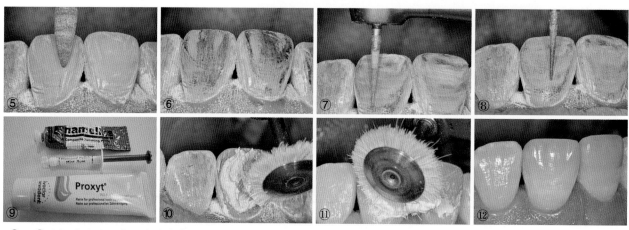

⑤－⑫用粗砂的硅胶磨头塑造出宏观纹理之后，使用超细的金刚砂车针打造微纹理。如果用粗砂的车针，则会留有车针的痕迹。车针的走向一定要与波纹状纹理的走向一致。细密的纹理用车针的轴面，较大的纹理用车针的尖端来制作。如果微纹理塑造过度，可以用粗的硅胶尖轻轻调磨，之后用钻石抛光膏完成打磨，最后用毛刷搭配氧化铝抛光，再现光泽

病例解说

本病例中,患牙以外的前牙均为健康牙齿,要求在形态、颜色以及表面性状等各方面均能与余留牙体相匹配,修复难度非常高(图3-1~图3-28)。

按照常规的修复方法,牙齿内部构造(发育叶)与切缘的位置关系是关键点。参考11牙,切缘透明区与不透明区混合存在,内部的牙本质层发育叶结构必须与切缘设定出一定的距离。实际上看到的指状突结构如同观察水中物体类似的镜像效果,比原本的尺寸看起来扩大了1.2倍。因此在制作指状突结构时要了解这种视觉差,适当缩小指状突的堆塑。另外,指状突在不同区域会有不透明的部分,塑造出这些细微的特性之后,表面充填一层牙釉质色树脂来整塑牙体的外形。

牙体具有中等程度的表面性状,可使用车针、硅胶尖以及抛光膏等材料来塑造,使其精细特性与对侧同名牙保持一致。

本病例中比较遗憾的是切缘远中角未进行切削,因此没能完全模拟出与对侧同名牙同部位一致的透明感。临床中经常会遇到这样难以两全的病例,针对个案,与患者之间的充分沟通极为重要。

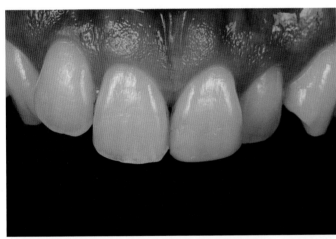

图3-1~图3-3 切缘指状突的形态以及乳光效果。为把握整体效果,在黑背景下,从3种角度进行拍照

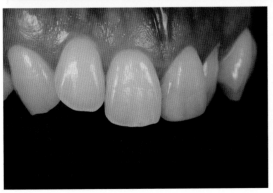

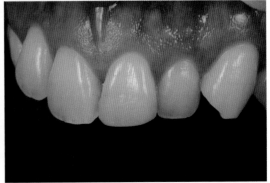

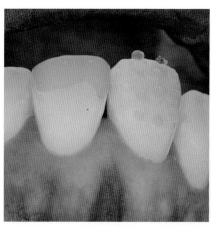 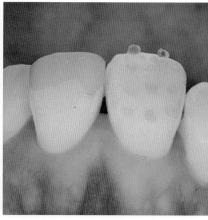 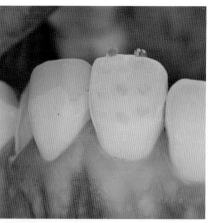

图 3-4~3-6 将牙本质色树脂分别放在颈部及牙齿中段,牙釉质色树脂放在切端,偏光镜下拍照比色

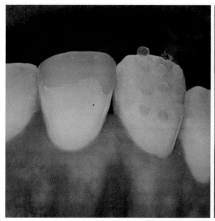 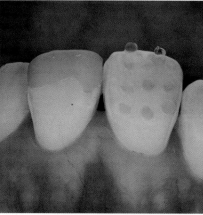 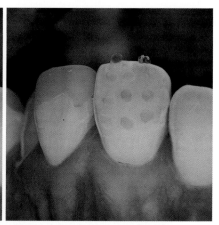

图 3-7~3-9 将偏光镜下拍摄的 3 个角度的照片灰化,确认明度

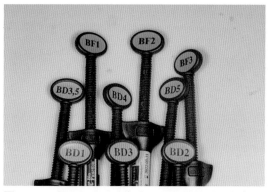 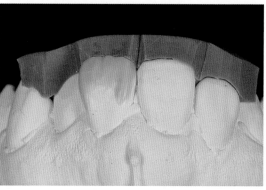

图 3-10 拍照记录牙面各个位置贴付的树脂颜色　　图 3-11 模型上用蜡型进行形态恢复,制作硅橡胶导板

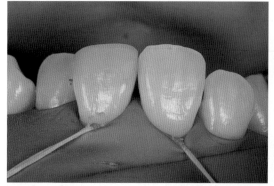 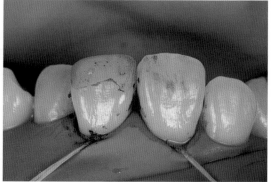

图 3-12,图 3-13 有效隔离,为彻底去除影响粘接效果的因素,先进行菌斑染色后喷砂清洁

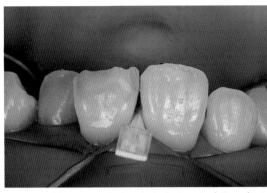
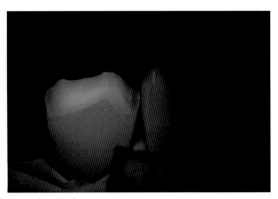

图 3-14, 图 3-15 为确保彻底去尽旧充填物，在黑光灯下进行操作

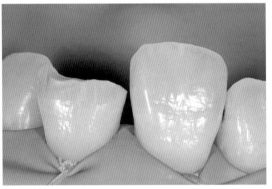

图 3-16 为了塑造更好的半透明效果，在边缘（包含牙本质的区域）预备出较宽的短斜面

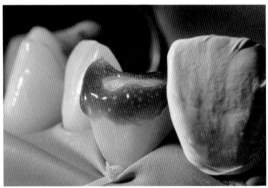

图 3-17 磷酸仅酸蚀牙釉质以确保牙釉质粘接效果

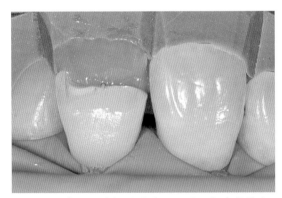

图 3-18 在硅胶导板的引导下，树脂充填制作舌侧背板区，口内紧密按压就位，光照固化

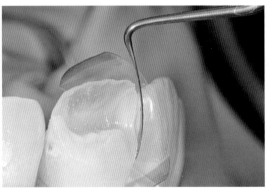

图 3-19 邻面安放成形片及间隙楔，恢复邻面壁

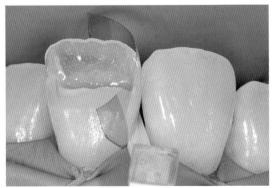

图 3-20 邻面平均牙釉质厚度为 0.5mm，充填至釉牙本质界的位置

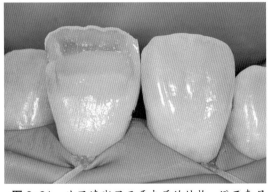

图 3-21 为了清晰显示牙本质的结构，避开表层与切缘，中部选择浸透性低的树脂，分两层充填

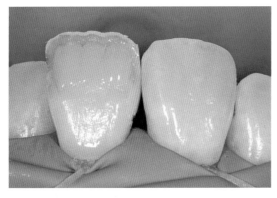

图 3-22　参考 11 指状突与切缘的距离，考虑表层牙釉质的镜像放大作用，设定出适当缩小的指状突位置，唇面预留出与邻面一致的釉牙本质界区域

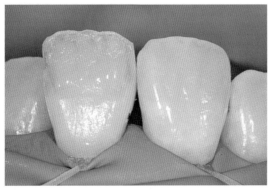

图 3-23　切端乳光效果区使用 0.3mm 左右的不透明树脂进行充填

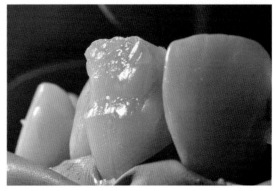

图 3-24　为了保证乳光效果的树脂与指状突之间能再现出半透明效果，需要在中间充填透明的复合树脂，光照固化

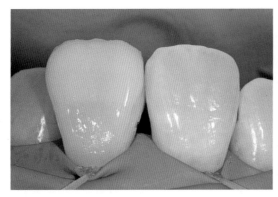

图 3-25　最表层覆盖牙釉质树脂

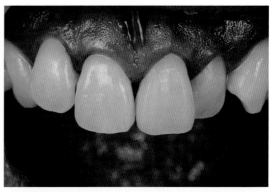

图 3-26　使用超精细金刚砂车针与抛光碟进行咬合调整，修整外形

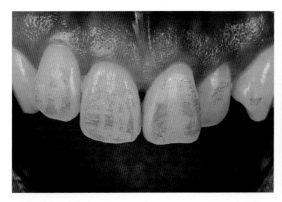

图 3-27　为把握表面性状，用咬合纸在牙面上按压出印迹

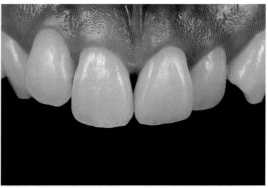

图 3-28　制备出粗纹理及微纹理，打磨抛光再现光泽

参考病例：切缘具有透明感，表面性状也很强的 IV 类洞

本病例为他院转诊而来的患者。牙颈部向切缘过渡呈现出复杂的颜色，临床完美再现其颜色是极为复杂的。材料以及摄影装置等与本院不同，不论如何，为了得到满意的美学修复结果，明度都是需要把控的。获得术后一体感效果的重要因素是模拟对侧同名牙的形态与表面性状，另外，为了得到与健康牙齿颜色的一致性，包括牙本质在内的有一定宽度的短斜面预备也是很重要的，平缓的短斜面还能带来变色龙效果（图 R-1~ 图 R-18）。

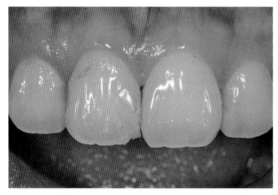

图 R-1　术前。11 近中切缘、牙颈部、远中邻接面均有变色的不良树脂充填物。牙齿从牙颈部向切端颜色逐渐变化，切端透明度高，这是修复难度很高的病例

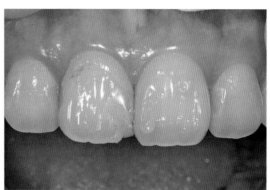

图 R-2　拍照后将照片灰化，检查其明度

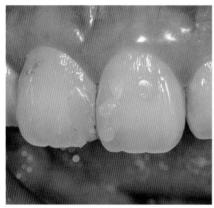
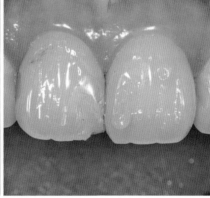
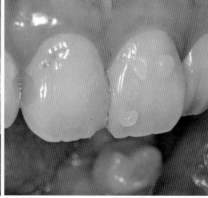

图 R-3~ 图 R-5　在没有 polar-eyes 等偏光镜的情况下，不断变化曝光的位置，从多个角度拍照，在没有反光的位置进行最终的比色

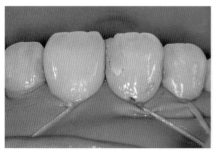
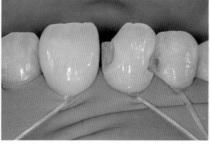
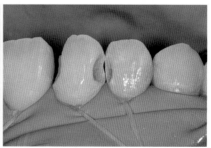

图 R-6~ 图 R-8　有效隔离，去除会影响粘接的菌斑等之后，完成窝洞的制备

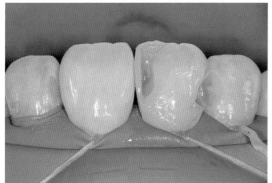

图 R-9　徒手进行舌侧背板及邻面壁的充填

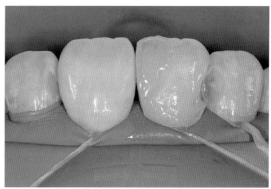

图 R-10　考虑镜像效果，为强调透明感，稍增加一点指状突到切缘的距离，分层充填

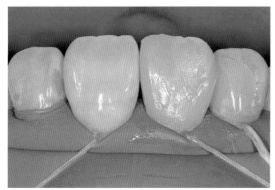

图 R-11　为了再现切缘与指状突之间的半透明效果，中间充填一些透明树脂，表层覆盖牙釉质色的复合树脂

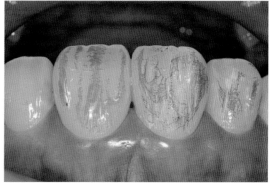

图 R-12　为把握表面性状，用咬合纸在牙面上按压出印迹

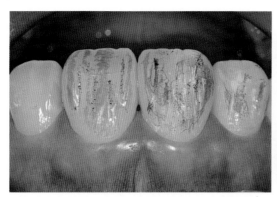

图 R-13　用铅笔标记出表面粗纹理（2级解剖形态），用车针或硅胶尖塑造出其形态

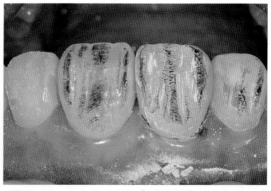

图 R-14　再次用咬合纸在牙面上按压出印迹，确认表面性状

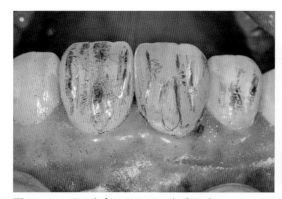

图 R-15　再现出表面微纹理，打磨抛光

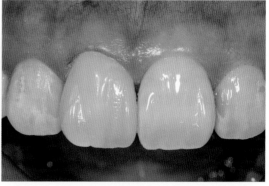

图 R-16　变化闪光灯的反射，确认表面性状

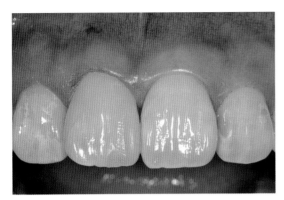

图 R-17　完成打磨抛光后即刻，可见天然牙因脱水干燥导致明度增加，有时可能会被认为是树脂的明度造成的

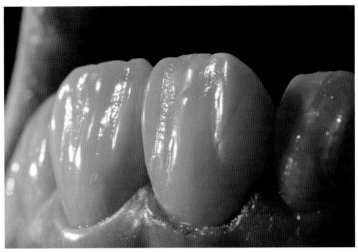

图 R-18　术后。粗纹理及微纹理均存在的表面性状，光泽度与对侧同名牙达到基本一致的状态

专栏

比　色

青岛徹児

前牙粘接修复中最困扰的就是比色。比色时，用感觉合适的树脂放在患牙或对侧同名牙上，光照固化后使用单反照相机拍照，在电脑显示屏上确定颜色。

拍照时，使用常用的摄影模式（5560K）与抑制反光的 polar-eyes（AG PAC）偏振光模式两种模式（图 2a、b）。偏振光模式，抑制反光，可以详细观察到牙齿各部位的颜色和透明感。在电脑上用 Mac 纯正 Digital Color Meter，可以选择出 CIE L* a*b* 数值正确的颜色（图 2c）。

图 2　笔者的比色

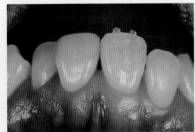

a. 单反相机拍照

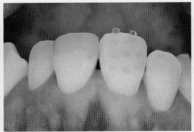

b.polar eyes 拍照

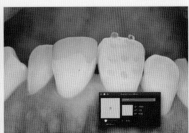

c. 用 Digital Color Meter 进行数值化

病例 04 牙体折断

牙体折断的病例多数是在他院进行应急处置后转院来做美学修复的。处理方案与病例 3 基本相同，要把控前牙修复的要点。

青島徹児

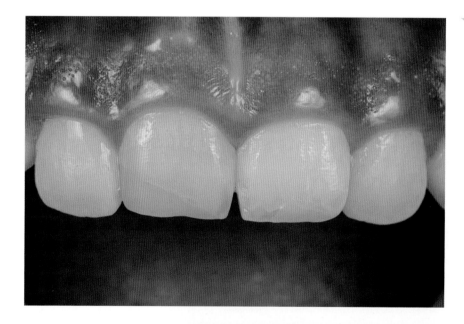

术前

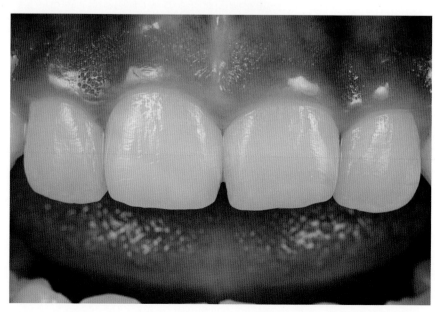

术后

临床操作的关键点

折断牙的修复要点

①颜色与表面性状。
②赋予边缘斜面。
③形态。

术前病例分析

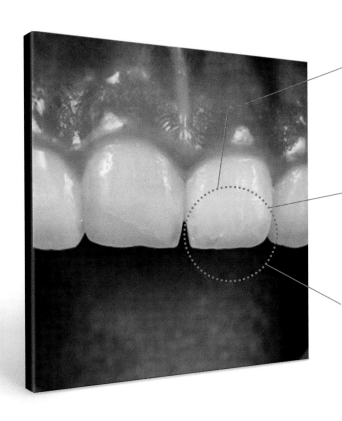

①术前对牙面各部分进行比色，确定配色尤为重要。从各个角度拍摄照片，仅从一个角度拍照时，会因为光的反射导致一些无法读取的颜色信息，多角度拍照则可以获取更多精准信息

②即使选色没有问题，也很难得到与牙齿完全匹配的颜色，为了能吸收融合周围牙齿的颜色并得到乳光效果，需要在唇侧包含牙本质在内的牙体上预备出有一定宽度的洞缘短斜面

③即使颜色和形态相匹配，如果表面性状不一致，充填的部位也会有突兀感。余留牙表面完全不进行切削而期望达到融合效果是很难的，从充填体向余留牙移行部赋予表面性状，使接合部不明显，这是要点

● 使用器械

照相机：polar-eyes（AG PAC）
树脂充填器：TSURUGI（吉田）
磷酸酸蚀剂：酸蚀凝胶（Kerr）
粘接系统：OptiBond eXTRa（Kerr）
复合树脂：流动树脂（Kerr）
邻面成形系统、橡皮障、硅橡胶导板、MicroBrush、修形抛光工具等请参考病例3

推荐产品

充填器 TSURUGI（吉田）

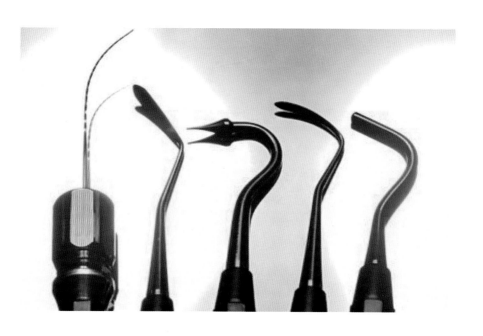

这个充填器的最大优势在于有 1~5 号 5 种形态，能进行各种角度的树脂操作，适合于各种各样的分层充填操作。

与模型上操作完全不同，口内操作只能在有限的角度下完成，尤其是后牙分层充填时的角度更是受限，No.2 水与 No.3 火具有特殊的弯曲度，便于近中方向操作，同时也能从远中方向抵达操作区（图1）。另外，No.2 水与 No.4 风，尖端形状设计为锐角，在前后牙精细分层操作时可抵达充填区域的最深处或最狭窄部，同时，一定的宽度设计，对于平滑面或范围较大的区域碾压扩展树脂操作也是适用的（图2）。这个形态是根据日本泥瓦匠使用的小铲设计而成的。

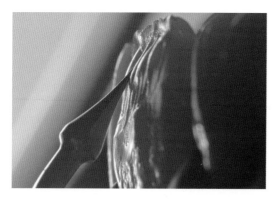

图1　No.3 火

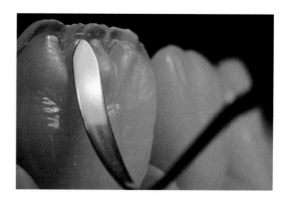

图2　No.4 风

病例解说

在颜色把控方面，本病例与病例 3 的区别体现在牙体折断多年后已经发生了牙齿变色。本病例患者 15 岁，但是牙齿尚未完全萌出，考虑牙齿颈缘线的变化，没有选择间接修复治疗而是选择了树脂修复。针对死髓牙变色的问题，为改善牙齿的颜色而进行牙齿漂白，漂白后牙齿颜色的稳定性降低，有可能出现颜色的变化，因此比色相对困难。

漂白时要考虑颜色的反弹，所以漂白后的效果要比天然牙颜色明度稍高些，为了修复后颜色稳定，一般在漂白后 2~3 周进行树脂修复。

本病例就诊时未进行漂白，针对变色牙，将根管壁的冠方牙本质切削的量稍微多一些，用明度高一些的牙本质色复合树脂进行充填，从内部提高明度，从而使颜色稳定，这也是一种可行的办法。

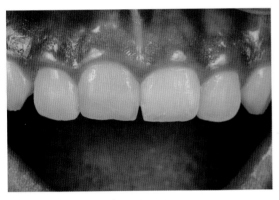

图 4-1 术前照。11、21 外伤折断后修复，11 牙髓失活，牙齿变色

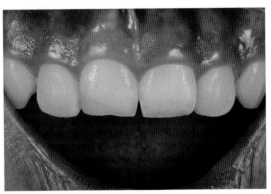

图 4-2 为改善变色，进行漂白

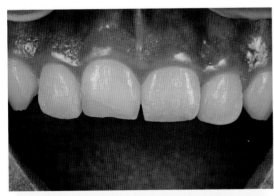

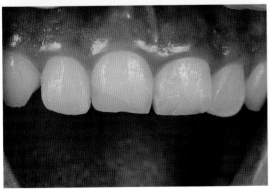

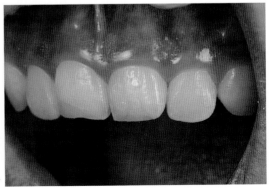

图 4-3~ 图 4-5 选择与牙齿颜色相近的复合树脂放在牙面上，调控反射光，从不同角度拍照

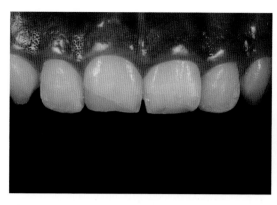

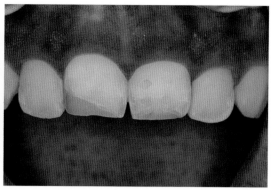

图 4-6，图 4-7 通过黑背景以及偏振光拍照了解切缘的特性。本病例两个中切牙均发生冠折，因此比色参考侧切牙

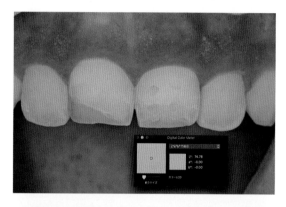

图 4-8 决定明度的灰背景照片，用 Digital Color Meter 测定 L★ 值

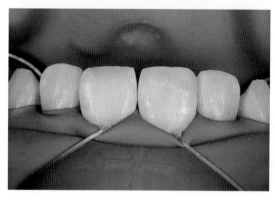

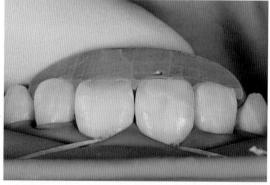

图 4-9，图 4-10 在口内用复合树脂进行预充填，制备硅橡胶导板

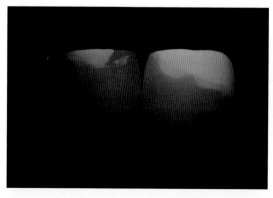

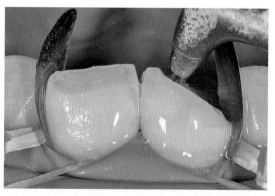

图 4-11 黑光灯辅助下，去除所有陈旧树脂修复体

图 4-12 11 死髓牙，根管口有复合树脂充填，为提高复合树脂的粘接强度，需进行喷砂处理

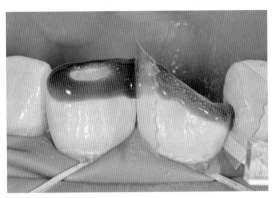

图 4-13　牙釉质区域行选择性酸蚀，进行粘接处理

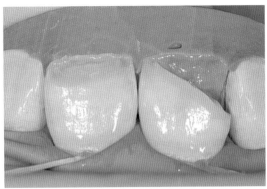

图 4-14　使用硅橡胶导板做引导恢复舌侧壁

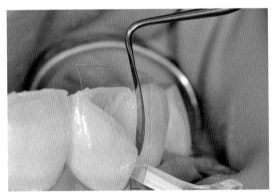

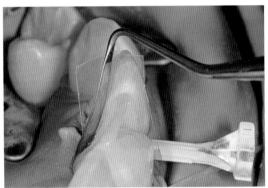

图 4-15，图 4-16　舌侧壁堆筑完成后进行邻面壁的恢复。这时候要充分考虑邻牙的形态，选择透明的邻面成形系统。为了顺应牙体的形态，用弯曲的充填器更容易操作

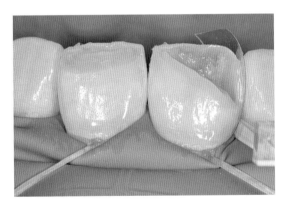

图 4-17　根据仿生美学的观点，邻面牙釉质的充填厚度与天然牙相同，充填至釉牙本质界（DEJ）

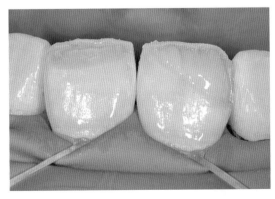

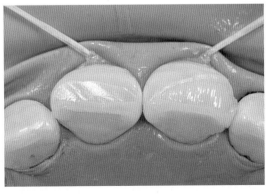

图 4-18，图 4-19　牙本质树脂的厚度也模仿天然牙结构，充填至釉牙本质界的边缘

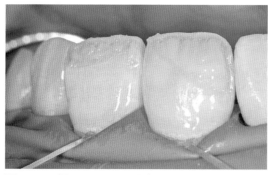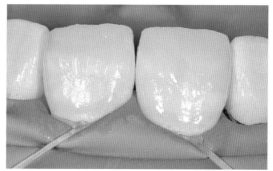

图4-20，图4-21 因为是年轻人的牙齿，直到切缘均是不透明的，无法观察到内部发育叶的结构，因此将牙本质树脂一直充填到切缘，表面用牙釉质色的树脂充填，塑造表面形态

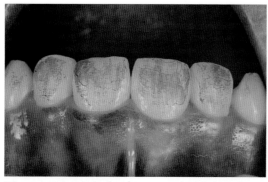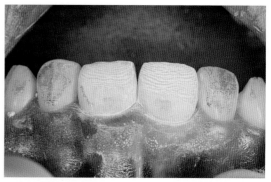

图4-22 为了把握表面性状，用手指按压咬合纸在表面形成印迹

图4-23 为了增强横纹，用车针的尖端在牙齿上逐一塑形

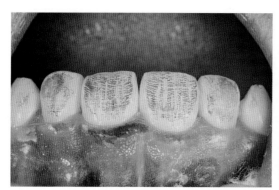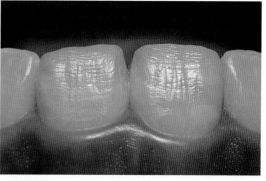

图4-24 再一次用手指按压咬合纸在表面制作印迹，确认形态

图4-25 为了强化表面微纹理，抛光时不使用任何硅胶磨头，只使用钻石抛光膏与氧化铝抛光膏

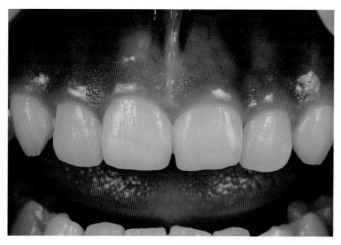

图4-26 术后照。本病例双侧中切牙均为冠折牙，因此修复时参考两侧侧切牙完成。与病例3的区别是，本病例为年轻人，牙齿的矿化程度低，切端不透明，无法观察到发育叶形态，因此分层充填的困难程度比较低。另一方面，因为牙齿萌出时间尚短，包括牙面横纹在内的表面性状比较复杂，这增加了修复的难度。鉴于此，为了防止抛光时削弱雕刻出的表面纹理，未使用硅胶磨头以及颗粒较粗的抛光膏，仅使用金刚砂抛光膏和氧化铝抛光膏来提升光泽度

参考病例：有断折牙片的病例

　　冠折后时间短的病例，断裂后的牙面以及断折牙片的感染控制至关重要。另外，未露髓也是医生的期望。即使露髓也不要随意进行拔髓治疗，首先尝试选择保髓疗法，观察牙髓反应，有必要时再做牙髓治疗。针对断折牙片，若没有细小的粉碎片，将断片与余留牙完整对接也是修复的关键点。

　　修复时使用的材料要避免刺激性，最好选用封闭性好、能促进再矿化的材料。笔者使用的是含有 S-PRG 填料的 FL-Bond Shake One 与 Beautifil Flow Plus（松风）（图 R-1~ 图 R-7）。

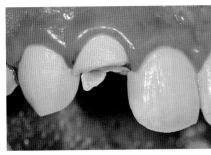
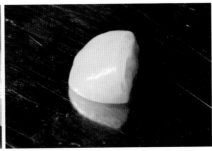

图 R-1　主诉：因摔倒导致牙齿折断前来就诊

图 R-2　断折片

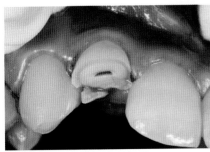
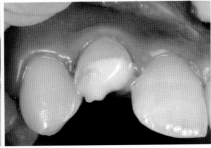

图 R-3　舌侧残留小的断折片，牙齿露髓

图 R-4　次氯酸钠冲洗消毒

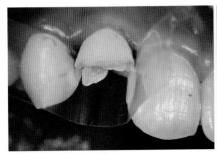
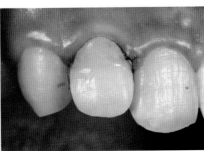

图 R-5　确认止血后，使用 FL-Bond Shake One 进行粘接处理

图 R-6　用 Beautifil Flow Plus 粘接牙齿断折片

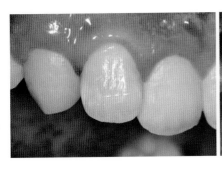
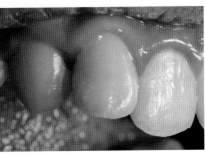

图 R-7　治疗后 6 个月，牙齿未见变色，确认牙髓反应正常。术后观察很重要

图 R-8　改变光的角度拍照，可确认牙齿折断部位

病例 05 后牙Ⅰ类洞
金属嵌体继发龋

如今的树脂修复与从前的窝洞洞形预备概念不同。窝洞外形由龋损病灶的去除情况决定，不需要进行预防性扩展。感染牙本质的去除以龋蚀检知液的检测结果为标准，咬合面的牙釉质则需要尽可能保存。充填时参考残存牙釉质的牙尖大小以及牙嵴的斜度等解剖结构进行形态塑造。

秋本尚武

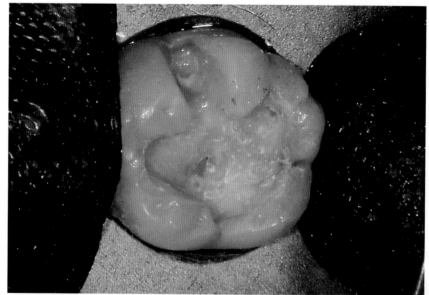

术前

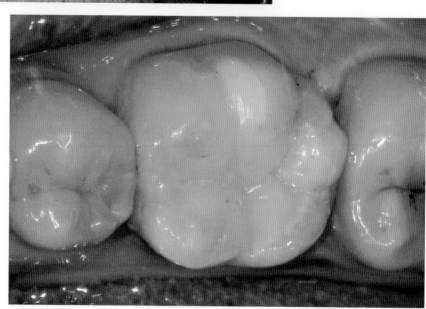

术后

临床操作的关键点

后牙咬合面修复要点

①仅去除旧的充填体，尽可能保留牙釉质。

②在龋蚀检知液的指示下去除感染牙体组织。

③确凿的粘接操作。

④流动复合树脂的使用。

⑤参考残存牙釉质的解剖形态进行充填。

术前病例分析

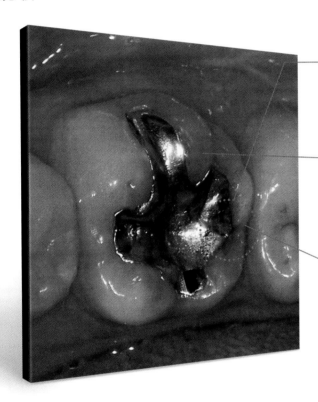

①嵌体远中舌侧边缘附近的牙釉质变黑，考虑有较大的牙本质继发龋

②去除嵌体时，尽量不要触及牙釉质（不需进行窝洞的扩展），尤其是要仔细保存颊尖牙釉质咬合接触区

③远中边缘嵴牙釉质正下方窝洞内的牙本质龋可能范围较大，去除嵌体时如果误将边缘嵴的牙釉质去除，窝洞扩大，引起牙釉质的破损，可能就会变成累及邻面的洞形

● 使用器械

橡皮障：橡皮障（Roeko，茂久田）

龋蚀检知液：Caries Detector（可乐丽）

树脂粘接剂：FL-Bond Ⅱ（松风）

复合树脂：Beautifil Flow Plus X F03，F00（松风）

含金刚砂超微粒子打磨头：Bluwhite 树脂修形抛光材（Kerr）

推荐产品

Beautifil Plus X F00（松风）

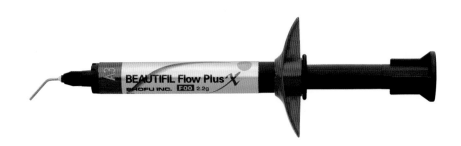

现在，很多厂家都有流动型复合树脂上市。近些年日本各公司开发出来的流动树脂，不仅具有后牙充填所需的机械强度，还能按照设想的形态直接注射出树脂进行充填。树脂的流动性、推注感、注射头尖端与树脂的离断性、各自的注射器设计开发以及操作性都是研发的关注点。

本次介绍的流动树脂Beautifil Flow Plus X，是其他各公司不具备的生物活性的Giomer系列产品之一。Giomer系列产品含有松风专利研发的S-PRG填料，此填料可以缓释以氟离子为首的六种离子（锶离子、铝离子、硅离子、硼酸以及钠离子），

该材料强化牙体，抑制菌斑附着，抑制口腔内细菌的增殖，中和酸，提供健康的口腔内环境等功能已被报道。最近有研究提示此材料具有各离子再充的功能，其作为生物活性材料的效果可被预期。松风Beautifil Flow Plus产品在2008年以日本首款能进行后牙充填的流动树脂面市，2017年在此基础上进一步改进而得到Beautifil Flow Plus X。该产品具有多种优点，尤其是F00（超低流动性）的流动性与操作性出众，树脂推注无阻力感，注射器尖端与树脂有很好的离断性等，都很适合做后牙区的充填，特别是后牙细微部的充填（图1）。

图1 使用Beautifil Flow Plus X进行咬合面充填

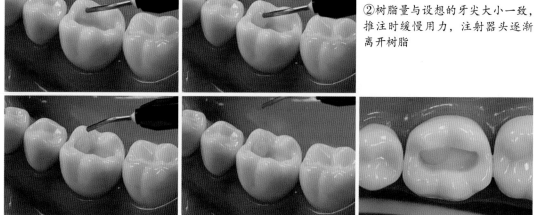

①在牙尖附近缓慢推注一定量的流动树脂
②树脂量与设想的牙尖大小一致，推注时缓慢用力，注射器头逐渐离开树脂

③没有树脂粘连现象，离断性极佳

④推注出的树脂没有流动性，形态保持稳定

⑤将模型竖立，静置1min后，树脂依然保持原有形态

病例解说

嵌体去除后使用树脂进行再修复时，注意要保持原有修复体的窝洞外形，不磨削任何非必须去除的牙釉质。先仅仅去除陈旧的修复体，之后确认继发龋的状态，在龋蚀检知液的检测指示下小心去除感染的牙本质。另外，保存好游离的牙釉质（无基釉），尽可能避免不必要的洞形扩展，这一点要牢记在心。

本病例中，较大的Ⅰ类洞曾经采用了金属嵌体修复，观察远中牙釉质，透过牙釉质可见变黑区域，考虑在牙釉质底部存在感染的牙本质，为避免这部分牙釉质的损伤，先

仅将金属嵌体去除再做后续处理。

1. 洞形制备

先用咬合纸确认咬合接触点以便能够再恢复其咬合状态。安装橡皮障后，在不触及牙釉质的前提下去除金属嵌体（图5-1，图5-2）。金属嵌体去除后，去净窝洞内残留的粘接水门汀，在龋蚀检知液的指示下，小心去除感染的牙本质（图5-3）（关于龋蚀检知液请参照病例6）。在牙釉质洞缘区，去除被龋蚀检知液染色呈红色的部位。

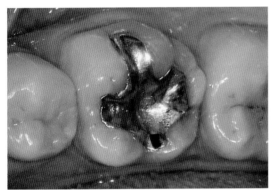

图5-1 术前照。咬合面可见金属嵌体修复，远中舌侧边缘疑有继发龋

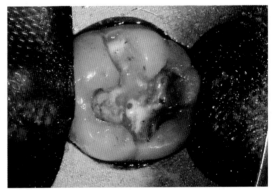

图5-2 浸润麻醉，安放橡皮障，去除金属嵌体。近中及远中舌侧尖下方可见感染牙本质。尽量不扩展原有嵌体的窝洞外形，在龋蚀检知液的指示下用挖匙去除感染牙本质

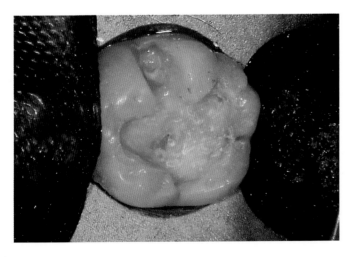

图5-3 远中舌侧牙尖下方可见感染牙本质范围扩大，因此去除一部分远中舌侧牙尖的牙釉质

2. 粘接处理

用两步法自酸蚀粘接系统进行粘接处理。本病例使用的是 Giomer 产品中的树脂粘接剂 FL-Bond Ⅱ（松风）。

3. 使用流动复合树脂充填

粘接处理完成后，用流动型复合树脂进行窝洞的充填。本病例使用的是 Beautifil Flow Plus X（松风）F03（低流动型）和 F00（超低流动型）。针对流动树脂的流动性，各厂家有各自的描述方法，没有统一标准。超低流动型产品除了 F00（松风）之外，还有 Super Low（可乐丽，德山），零流动（GC）等。

粘接处理完成后，先用 F03（低流动型）

在洞底部行薄层充填（图 5-4），厚度大约 0.5mm，用探针协助扩展树脂（图 5-5），将线角及洞底的凹槽全部充满，充分光照固化。

之后，用 F00（超低流动型）恢复咬合面形态，按照头脑中牙体解剖形态的印象，将牙尖一个个充填完成。充填时，将注射头尖端放在洞缘部，通过控制按压推杆的力量控制树脂的排出量和排出速度，挤出适量树脂（同牙尖大小的量），然后利用探针的尖端将树脂与洞缘融为一体，同时塑造出牙尖的形态。这个操作的要点是，永远不要让探针尖进入树脂，而只是用探针头部引导树脂走向。光照固化 2~3s，继续下一个牙尖的充填，如此反复将牙面形态堆塑完成后，最终一定不要忘记进行充分的光照固化。

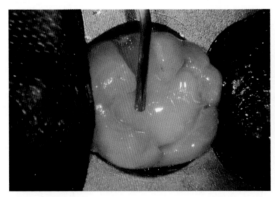

图 5-4 树脂粘接剂处理后，用注射器直接注入 Beautifil Flow Plus X F03（低流动型）至洞底部

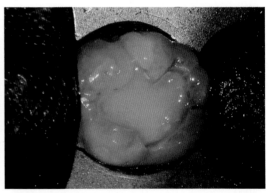

图 5-5 在洞底部充填大约 0.5mm 厚的流动树脂，用探针扩展树脂使其覆盖整个洞底，充分光照固化

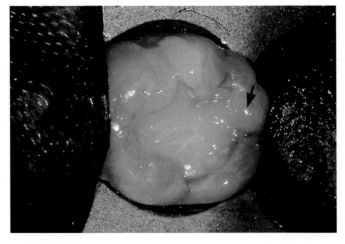

图 5-6 在咬合面，使用 F00（超低流动性）逐一充填各牙尖。首先从远中尖开始（箭头所示），注射器尖端放在洞缘处，轻轻挤出适量树脂（远中牙尖大小的量），用探针尖将树脂向洞缘处提拉抹匀，同时塑造出牙尖的形态。此时操作关键点是：永远不要让探针尖进入树脂，而只是用探针头部引导树脂走向，光照固化 2~3s

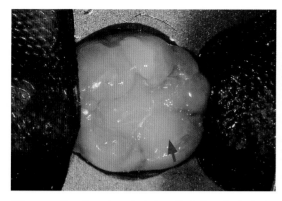

图 5-7 接下来，在远中舌尖洞缘的中心部放置树脂，根据想象的牙尖形态挤出适量的树脂（箭头所示），挤树脂时要控制速度，同时塑造牙尖形态。用探针尖端将树脂提拉密布在洞缘处，参考残存牙体的牙尖斜度塑造牙尖形态。这时操作的关键点是：一点一点地向远中尖移动树脂，与远中尖之间形成沟裂（牙尖的分界线）。光照固化 2~3s

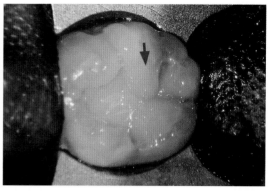

图 5-8 远中颊尖的充填（箭头所示）。参考牙尖的大小形态以及沟裂的位置，控制注射器推注树脂的力量与速度，挤出适量树脂，在树脂与远中尖及远中舌尖刚刚要接触上的时候停止推注，用探针将树脂抹向洞缘与牙体融合

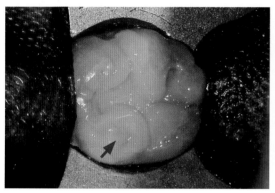

图 5-9 近中舌尖的充填（箭头所示）。同样的方式，参考牙尖的大小形态以及沟裂的位置进行充填

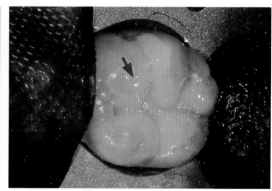

图 5-10 近中颊尖的充填 -1（箭头所示）。同样的方式，控制树脂推注的力量与速度，挤出适量树脂进行牙尖堆塑

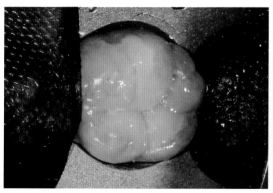

图 5-11 近中颊尖的充填 -2。用探针尖端将树脂与洞缘密合之后，参考残存牙体的牙尖斜面，用探针尖移动树脂至舌侧以及远中，修整形态。牙尖与牙尖相挤自动形成沟裂。最后充分光照固化

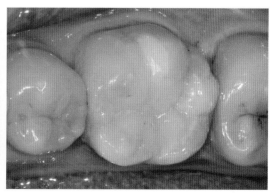

图 5-12 去除橡皮障，调整咬合，修整形态，打磨抛光，修复完成

参考病例：原发性龋损

针对小的窝沟点隙等区域的原发性龋损，即常规Ⅰ类洞的树脂修复，牢记尽可能保存咬合面健康的牙釉质，勿去除龋蚀部位以外的部位，不必进行洞形的扩展（图R-1~图R-4）。先确认咬合接触点以保证治疗完成后不改变原有的咬合关系，尽量保存咬合接触区的牙釉质。如果洞缘设定在咬合点上，术后很容易出现修复体的破损，这需要规避。另外，修复后粘接在牙体上的树脂具有增强牙体的作用，因此可适当保留无基釉。对于咬合面的窝沟龋，仅去除龋坏的部位，健康的窝沟都可以保留（图2）。以前的窝洞预备原则都要求将龋损及相连的窝沟一起预备（预防性扩展），粘接修复则不再要求有预防性扩展。

实际充填操作时，参考预留的咬合面及牙尖形态，再现原有的窝沟点隙。针对原发性龋损及嵌体再修复，可使用透明硅橡胶获取原有的咬合面解剖形态，充填时利用此透明硅橡胶导板可正确再现咬合面形态。

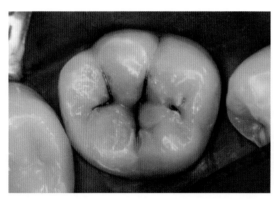

图R-1 术前，未见咬合面牙釉质缺损，因此先保存其解剖学形态。窝沟有黑色，透过牙釉质可判断内部有较大范围的牙本质龋坏。本病例进行牙面清洁后，使用透明硅橡胶制备了咬合面解剖形态的导板备用

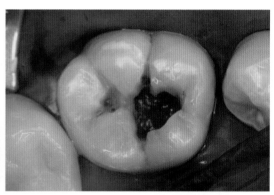

图R-2 打开窝洞，去除感染的牙体组织。使用金刚砂球钻从近中窝入路打开窝洞，近中舌尖下方可见大范围牙本质缺损，因此去除了表面的无基釉。反复使用龋蚀检知液染色，在其指引下去除感染的牙本质。最终其红染区扩展到远中健康牙本质底端

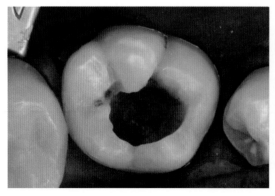

图R-3 窝洞彻底打开后，在龋蚀检知液引导下去除红染组织，完成洞形制备。可见牙本质龋损已经扩展的十分广泛。洞底有褐色区，但是龋蚀检知液未红染，因此给予保留

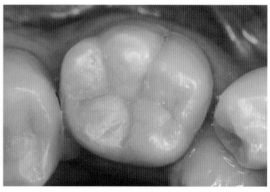

图R-4 术后。常规树脂粘接剂处理，复合树脂充填，使用透明硅橡胶导板按压至咬合面复原其原有解剖形态，保持压紧状态时光照固化。去除橡皮障，调整咬合，修整形态，打磨抛光

图2　小窝沟的小缺损

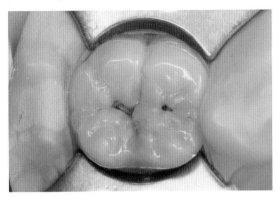

①术前：可见咬合面窝沟的小缺损。沟裂处未见着色及缺损

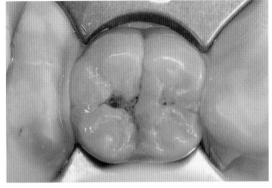

②窝洞制备完成：近中窝去除着色的牙釉质。在中央窝向远中走行的缺损区，去除牙釉质后洞底用龋蚀检知液染色，去除红染部位的组织，沟裂未殃及，不需任何扩展预备

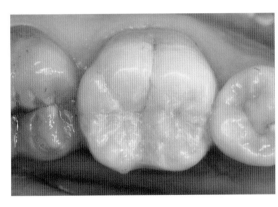

③术后：常规树脂粘接剂处理后复合树脂充填，确认咬合状态，修整形态，打磨抛光。仅去除需要修复部位的牙体，形成窝洞后树脂充填，这就是粘接修复的优势所在

病例 06 II 类洞 1

邻面解剖形态尚存者（隐匿性龋）

　　包含邻面的后牙修复，针对不同的邻面牙体状态有不同的处理措施。邻面牙体未缺损，解剖形态尚存的情况下（隐匿性龋），打开窝洞去除感染的牙体组织时，要保存邻面接触点在内的邻面牙体，之后进行修复。金属嵌体再修复治疗时，使用邻面成形系统来恢复邻面接触点和邻面形态。不管是哪种情况，都要通过使用邻面成形系统保证龈端边缘的严密封闭，确保充填效果。此外，在光照固化之前，外展隙的形态塑造也是极为重要的。

秋本尚武

术前

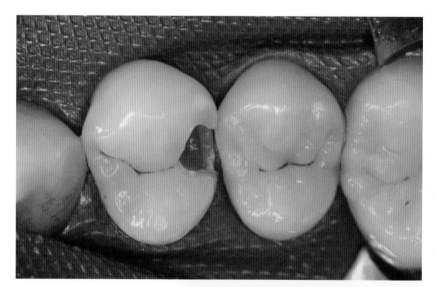

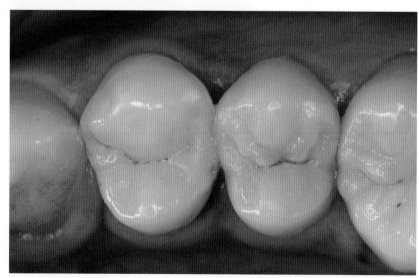

术后

临床操作的关键点

邻面隐匿性龋的 II 类洞修复要点

①包括接触点在内的邻面牙体保存。
②边缘嵴以及邻面解剖形态的恢复。
③近龈区边缘封闭。

术前病例分析

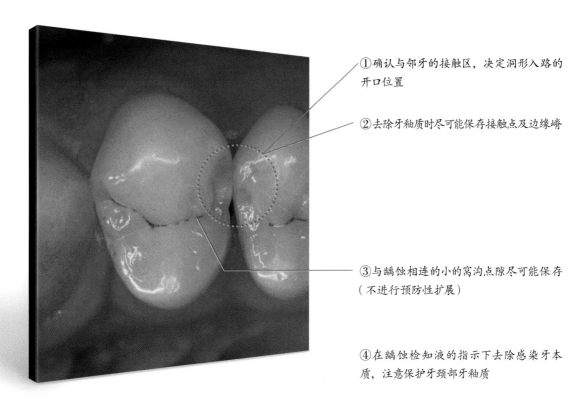

①确认与邻牙的接触区，决定洞形入路的开口位置

②去除牙釉质时尽可能保存接触点及边缘嵴

③与龋蚀相连的小的窝沟点隙尽可能保存（不进行预防性扩展）

④在龋蚀检知液的指示下去除感染牙本质，注意保护牙颈部牙釉质

● 使用器械

橡皮障：橡皮障（Roeko，茂久田）
金刚砂车针：MI 金刚砂车针（Horico，茂久田）
龋蚀检知液：Caries Detector（可乐丽）
挖匙：背户制作
邻面成形：分离固位环（Danville，森村），分段式成形片，牙间楔（Kerr）
树脂粘接剂：FL-Bond II（松风）
复合树脂：Beautifil II（松风）

推荐产品

龋蚀检知液（可乐丽）

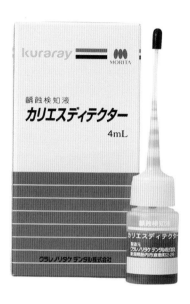

龋蚀检知液可将龋蚀牙本质外层（感染牙本质）红染。红染的部分是由致龋菌引起的脱矿软化进而导致胶原纤维变性的感染牙本质。以龋蚀检知液染色状态为指示选择性地进行龋蚀牙本质去除，可保留未被细菌感染的有再矿化可能的内层牙本质（受龋蚀影响的牙本质）。

图1 使用龋蚀检知液进行感染牙本质的去除

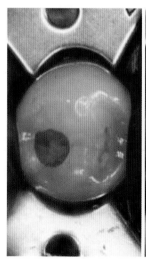 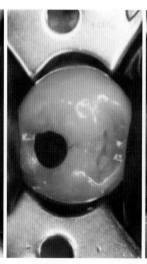 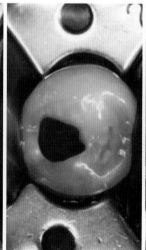 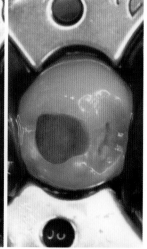

①打开龋洞（去除牙釉质）：使用金刚砂球钻或梨形钻

②在龋洞内涂布龋蚀检知液，静置10s，流水冲洗

③用挖匙去除红染组织，再度染色

④去除红染部分，洞底为受龋蚀影响的内层牙本质

病例解说

包含邻面缺损的树脂修复，接触点的恢复以及邻面解剖形态的再现是非常复杂且困难的。接触点恢复的不合适会导致食物嵌塞，引发垂直性骨吸收，这就是修复治疗导致的医源性牙周病。针对邻面龋进行树脂修复时，窝洞形态的制备也有些注意事项。

1. 洞形制备

洞形制备时选择从哪里作为入口是极为重要的。与邻牙保持接触关系者，入口尽量选在接触点的舌侧，使用直径小的球形金刚砂车针来预备洞形。磨切牙釉质时有抵抗感，到达牙釉质下方的脱矿牙本质区时会突然失去抵抗感。与邻牙接触的牙釉质，即使是游离牙釉质（无基釉）也尽可能保存。磨除入口周围的牙釉质，入口大小以去腐挖匙能够进入为限度。

2. 感染牙本质的去除以及牙颈部牙釉质的保存

在龋蚀检知液的指示下去除感染牙本质。将龋蚀检知液滴入窝洞内，10s后用水冲洗，干燥后，将红染的牙本质去除（图6-3）。去除红染部分的牙体组织可使用挖匙或球钻。不管用哪种器械去除，最重要的是使用切削效果好的器械。尤其是旋转器械，多次使用消毒灭

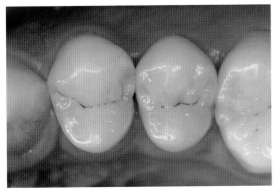

图6-1　术前
可见14远中邻面着色，远中边缘嵴内部有白斑，可知远中邻面有龋坏并向外扩展

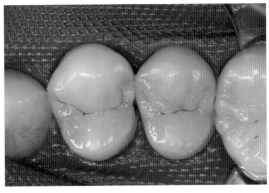

图6-2　安装橡皮障
针对后牙龋齿的治疗，尤其邻面龋，橡皮障可向下压迫龈乳头清晰地暴露出龈边缘

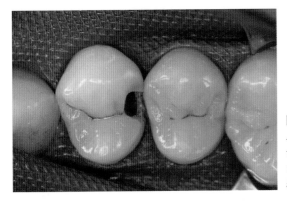

图6-3　龋洞入路，去除感染牙本质
入口设置在与邻牙接触区稍偏腭侧的位置，窝洞设计的入口尽可能保留原有接触点。窝洞入口的大小以挖匙能否进入为基础，磨除牙釉质，去除被龋蚀检知液红染的感染牙本质

菌后切削效率降低，因此尽量选用新的器械。去腐时避免高速旋转，尽量用低转速（300转/分左右），也就是在旋转时车针刃部可识别的状态下去腐。使用挖匙去腐时，在染色牙本质表层轻轻地擦拭，不要向下施加压力，少量多次去除牙本质，而不要一次将感染牙本质全层厚度的腐质挖掘而出。

去除感染牙本质时，从龋洞的侧壁逐渐向窝洞深处移动，染色的牙本质去除后，再次向窝洞内滴入龋蚀检知液，如此反复操作直至不再有染色的组织。这时的注意事项是，去除邻面龋损时要注意保存牙颈部的牙釉质（图6-4）。牙颈部健全牙釉质存在时，用挖匙等手动器械小心的去除牙颈部脱矿牙体组织。尽量保存邻面牙颈部牙釉质可保证更好的隔湿及粘接处理效果。

3. 邻面成形（邻面成形系统的安置）

本病例应用邻面成形系统的主要目的是赋予邻面形态并封闭牙体的龈边缘（图6-5）。因为牙齿与邻牙存在接触关系，所以不用担心出现牙间隙。在邻面安装好有适当凸度的成形片后，在下方龈间隙区插入楔子。确保楔子的插入不会导致邻面成形片变形，同时确认楔子的插入可使牙颈部肓台边缘与成形片密切贴合严密封锁。根据病例需要使用分离固位环，使成形片与牙齿邻面密贴。

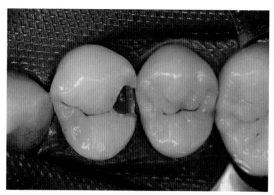

图6-4　窝洞制备，去除感染牙本质
反复使用龋蚀检知液直至红染区被除净。之后，去除牙颈部的脱矿牙釉质，完成洞形制备。与龋洞相连接的窝沟可予以保留，不需要进行切削

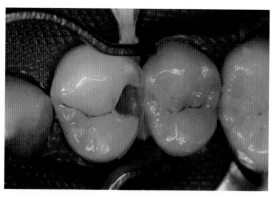

图6-5　邻面壁
放入豆瓣成形片，插入间隙楔，安放固位环以稳固成形片。确认成形片与牙齿是否紧密贴合、成形片的邻面成形形态以及牙颈部边缘是否严密封闭

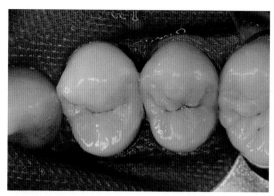

图6-6　充填完成
粘接处理以及树脂充填

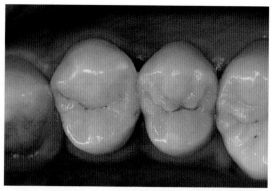

图6-7　术后
去除橡皮障，确认咬合关系，形态修整，打磨抛光

参考病例：隐匿性龋

邻面菌斑控制不佳，边缘嵴微小龟裂等原因常会导致邻面局限性龋坏的发生。牙冠部解剖形态存在，缺损区常难以辨认，从边缘嵴仔细观察可见一部分变色（多数是变白），这被称为隐匿性龋，复合树脂修复是第一选择。多数隐匿性龋的接触点附近的解剖学形态依然存在，因此在洞形制备时，很重要的是在去除感染牙体组织的同时保存接触点周围牙体组织（图 R-1~ 图 R-4）。

修复操作的要点如病例 6 所述，用小球钻（直径 0.5mm 左右），避开边缘嵴接触区域的牙体组织，从稍稍偏向腭侧（舌侧）的位置打开窝洞。

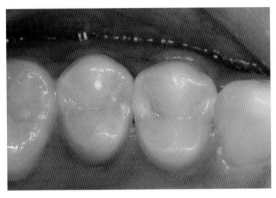

图 R-1　术前
14 远中邻面隐匿性龋，从咬合面观察未见牙釉质缺损，透过牙釉质可见从远中边缘嵴到远中窝内部有白斑

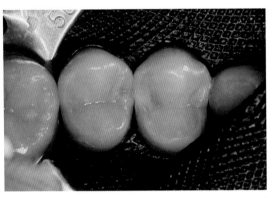

图 R-2　安装橡皮障
要修复 14 的远中邻面，将障夹安放在 16 上，将 16、15、14、13 共 4 颗牙齿露出

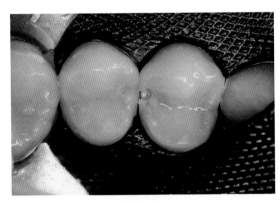

图 R-3　龋洞的开口
从邻面接触区稍稍偏腭侧的位置打开窝洞，去腐备洞，最终的窝洞范围会有所扩展，这时要避免使用大直径的球钻作为最初的入口工具

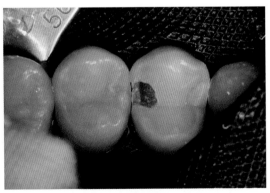

图 R-4　窝洞成形，去除感染牙本质
在龋蚀检知液的指示下去除感染牙本质，反复多次，完成洞形制备。与病例 6 相比，牙颈部牙釉质肩台边缘更偏咬合面。牙颈部釉质的保存对边缘封闭及邻面形态的恢复至关重要

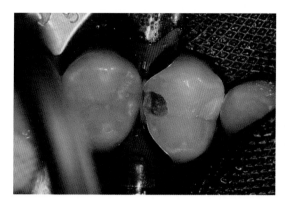

图 R-5 邻面成形
使用内表面有专用涂层处理过的成形片，牙间楔以及 3D 固位环 S 号（加里森，森田）进行邻面成形。本产品在短小的牙冠上也可以安装，而且与之前的分离固位环相比，可获得更密合的牙颈部、牙冠部的形态

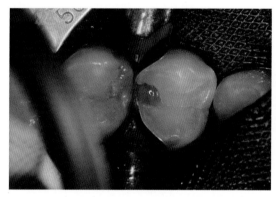

图 R-6 粘接处理及邻面充填
完成粘接处理之后，用流动树脂充填至邻面接触点，光照固化

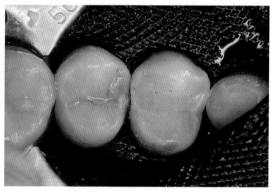

图 R-7 充填后
用流动树脂完成整个窝洞的充填，用探针赋予𬌗外展隙及𬌗面形态，光照固化

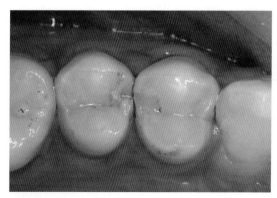

图 R-8 咬合调整
去除橡皮障，确认咬合状态

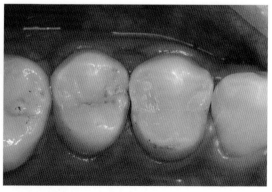

图 R-9 术后
咬合调整，修形打磨抛光

邻面形态恢复的要点

秋本尚武

树脂修复邻面形态缺损的后牙时，重点是要恢复正确的邻面形态，主要包括①邻接点的恢复，②上部（粭方）与下部（龈方）外展隙的塑造。二者均需要借助于正确的成形系统选择与安装才能实现。有几个注意事项及关键点。

1. 接触点的恢复

必须安装成形系统，安放成形片之后，必须确保成形片与邻牙紧密贴合。如果有间隙存在，需要使用充填器等工具将成形片向邻牙按压调整。牙齿间成形片的厚度可通过分离固位环对牙齿的压迫补偿。但是在恢复邻面形态时，即使使用分离固位环，有时候也会出现间隙分离不充分的情况，这时候可先注入很薄一层流动树脂，然后用末端圆钝的充填器顶端抵住成形片与邻面接触点的相应位置，在这种状态下光照固化以恢复紧密的接触点（图2）。

2. 粭外展隙与龈外展隙的塑造

龈外展隙的成形借助于合适尺寸的牙间楔是较容易实现的，边缘线以及粭外展隙的塑形尤为关键，因为很难用金刚砂车针或碟片等工具通过磨切的方式制作出粭外展隙的形态。塑形要点是：邻面置入复合树脂后在光照固化之前用探针尖端插入成形片与牙体之间，参考余留牙体的边缘嵴形态，用末端圆钝充填器的顶端轻轻接触成形片，从舌侧向颊侧缓慢移动，这样就可以简单地完成形态的塑造。此外，边缘嵴形态的再现与成形片的使用密切相关，根据牙冠高度选择合适的成形片尺寸至关重要（图3）。

此外，边缘嵴的打磨使用碟形打磨系统，轻弯碟片，采用轻轻挠擦式操作可获得很好的效果。

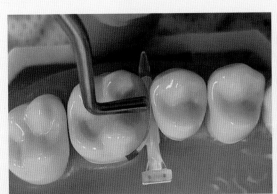

图2 邻面充填先注入很薄一层流动树脂，用末端圆钝的充填器抵住成形片与邻面接触点的相应位置，在这种状态下光照固化以恢复紧密接触

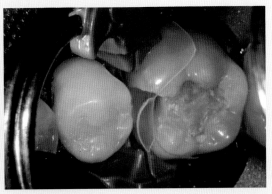

图3 使用有预设边缘嵴形态的成形片（Bioclear matrix Biofit HD，森村），成形片上部的丰隆区与边缘嵴形态是一致的

II 类洞 2
接触点损坏（金属嵌体再修复等）

　　应患者美学需求或因为继发龋的发生，II类洞金属嵌体修复后改用树脂修复的病例逐渐增多。通过直接修复的方式恢复接触点及邻面解剖学形态，比间接修复难度更大，众多临床牙医对此倍感艰辛。合适的邻面成形系统的选择以及成形系统的临床放置可以使困难得以解决。

秋本尚武

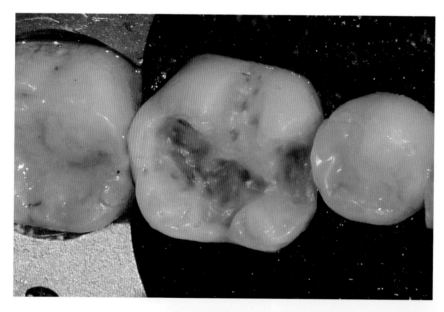

术前

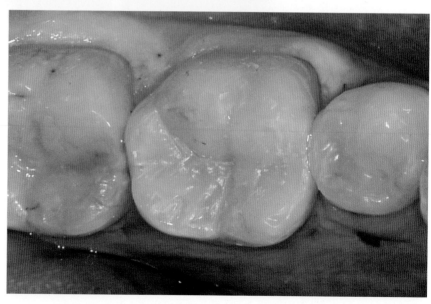

术后

临床操作的关键点

咬合接触点损坏的 II 类洞修复要点

①去除旧充填体时勿损伤残存牙体组织以及邻牙。

②邻面牙颈部牙釉质的保存。

③使用合适的邻面成形装置，恢复接触点及邻面的解剖形态。

术前病例分析

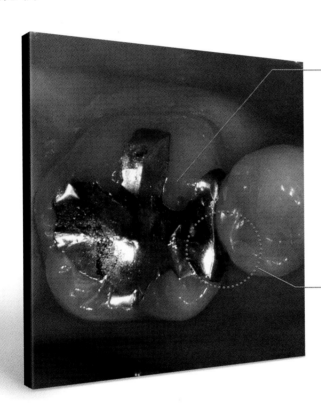

①近中颊尖处可见牙釉质透黑，考虑嵌体下方以及牙釉质下方的牙本质有龋坏，去除嵌体时要小心，尽可能保留近中的牙釉质

②邻面成形量不足，45 略有扭转，舌侧外展隙较大

● 使用器械

橡皮障：橡皮障（Roeko，茂久田）

龋蚀检知液：Caries Detector（可乐丽）

挖匙：YDM 制

邻面成形：3D 分离固位环 L，FusionBand，Fusion 牙间楔（加里森，森田）

树脂粘接剂：可乐丽 Bond2（可乐丽）

复合树脂：Clearfil Majesty ES Flow 低流动，超低流动（可乐丽）

推荐产品

Composi-Tight 3D Fusion 邻面成形系统（加里森）

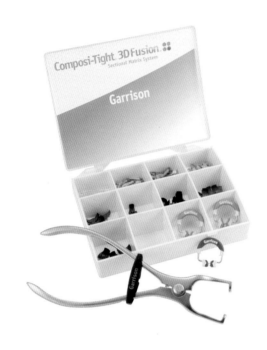 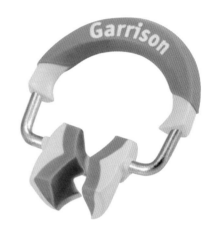

聚酯成形片（Fusion Band）、牙间楔（Fusion wedge）、分离固位环（3Dretainer Fusion）组成邻面成形系统。

Fusion 成形片有 5 种尺寸，为防止树脂与成形片粘连，成形片表面增加了树脂涂层。成形片曲度强，面积大，能够很好地恢复牙冠颊舌侧大面积的形态。成形固位环有 3 个尺寸，最新追加的 3D 固位环的硅胶脚比原有产品的近远中宽度增加了 10mm，因此，类似病例 7 这种邻面缺损很大的病例也可以用直接树脂修复的方式完成。

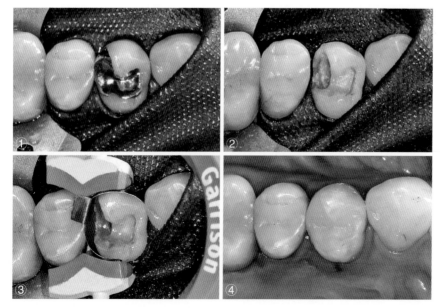

图 1　使用 Composi-Tight　3D Fusion 成形系统进行 II 类洞修复
①橡皮障安装后
②去除旧充填物
③安装成形片与楔子、3D 固位环
④术后

病例解说

在Ⅱ类洞树脂修复中，选择合适的邻面成形系统是修复成功的重要环节。固位环的选择也很重要，可能的话尽量准备多种类型供临床选用。

本病例是邻面外展隙较大的病例，如果选择常规的固位环，邻面近根部很容易嵌入，成形片的形态难以维持。因此，观察邻面的成形情况，选择合适的固位环至关重要。

1. 窝洞形成（旧修复体的去除）

因继发龋以及患者美观需求，希望将金属嵌体更换为树脂修复时，一定要在不损伤健康牙体组织的前提下去除金属嵌体。嵌体去除后，要谨慎地去除粘接材料。如果有继发龋导致的牙本质感染，可在龋蚀检知液的指示下去除外层感染牙本质。邻面即使有倒凹也不需要做进一步的牙体预备。咬合面如果制作过洞缘斜面，尽量将其角度缩小，形成移行面（图7-3）。

2. 邻面成形系统的安放

选择与牙冠高度匹配的成形片进行邻面成形。插入间隙楔时需要用手指按压住成形片以保持成形片的位置。这时，间隙楔从龈缘侧顺着龈沟进入邻间隙，确认成形片被间隙楔固定后与牙体肩台边缘部位紧密贴合，形成严密封锁（图7-4）。如果封闭不严，树脂粘接剂以及树脂均有可能渗漏至龈外展隙，

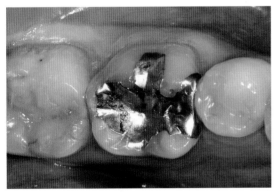

图7-1 术前46的MO金属嵌体继发龋后再修复。近中面略向远中倾斜，邻面接触区缺损较大

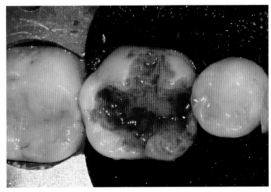

图7-2 检测龋蚀的牙本质
安装橡皮障，去除金属嵌体，用龋蚀检知液对感染牙本质染色

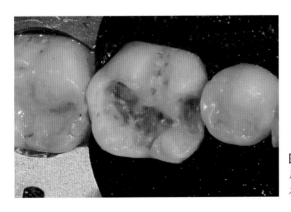

图7-3 窝洞形成
用锋利的挖匙去除被龋蚀检知液染成红色的感染牙本质，完成洞形预备

后期的修整极为困难。之后将专用的固位环安放至邻间隙，既要保持成形片邻面的形态，又要确保成形片与邻面的牙体密贴（图7-4）。如果使用的是金属成形片，可以用充填器对邻面形态进行微细调整。

3. 边缘嵴𬌗外展隙的形态再现

粘接处理后（图7-5），从邻面开始进行树脂的充填。边缘嵴到龈壁的距离大概4~5mm，因此需要分层充填。先使用流动树脂从龈壁充填至接触点下方，光照固化。之后继续使用流动树脂充填至边缘嵴的位置。光照固化之前进行𬌗外展隙的形态修整非常重要，这会降低后续修形打磨抛光的难度（图7-7）。笔者在充填时，会将探针放在残存的边缘嵴处，从颊侧或舌侧开始顺着成形片的边缘"嗖"的滑动，即可轻松塑造出边缘嵴的形态。

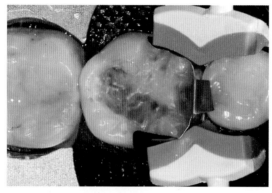

图7-4 邻面成形
邻面安装3D成形片及分离固位环，确认成形片与牙体龈边缘紧密贴合

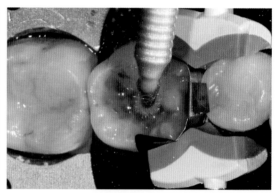

图7-5 粘接处理
使用两步法粘接系统进行粘接处理

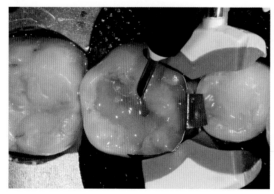

图7-6 复合树脂充填-1（洞衬）
洞底使用流动树脂（可乐丽公司，低流动型）进行洞衬

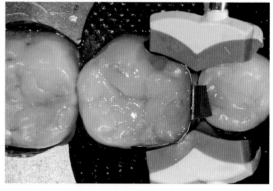

图7-7 复合树脂充填-2（边缘嵴及咬合面）
使用流动树脂进行邻面边缘嵴的充填，用探针塑造𬌗外展隙形态。参考余留牙的牙尖大小及倾斜度、窝沟的位置等，逐个完成各个牙尖的塑造

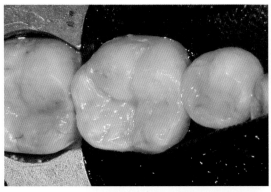
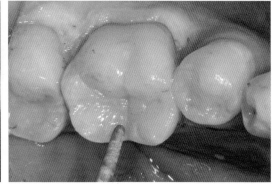

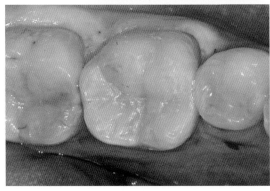

图7-8 去除成形系统，充填颊侧。去除隔离系统后，进行颊面沟的充填

图7-9 咬合调整及形态修整。用咬合纸确认咬合状态，使用含超微金刚砂粒子的硅胶尖调整咬合高点，修整形态

图7-10 术后即刻。针对邻面缺损较大的病例，通过3D豆瓣成形片及固位环的组合对邻面形态的塑造，可使用复合树脂来完成具有紧密接触关系的邻面修复

参考病例：复合树脂修复随访病例

在这里介绍一个2015年出版的《わかる！できる！コンボジットレジン修復》中展示的后牙Ⅱ类洞修复后7年半的随访观察病例。

患者主诉冷水刺激疼痛来院就诊，45可见金属嵌体修复。使用流动树脂进行再修复，术后随访7年半，修复体磨耗、边缘适合性、边缘着色、破损以及牙髓症状等各方面均未见异常，预后良好。

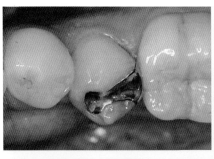
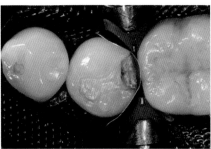

图 R-1 术前
因冷水刺激痛就诊，45有金属嵌体

图 R-2 邻面成形
使用复合树脂3D邻面成形系统

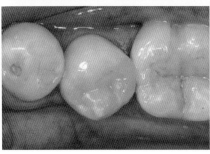
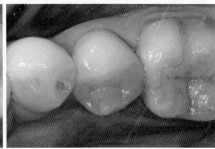

图 R-3 术后即刻
使用流动树脂进行前磨牙的OD洞形修复

图 R-4 树脂修复后7年半
未见树脂出现磨耗、修复边缘的变化、牙髓刺激症状等，预后良好

关闭牙间隙

　　使用复合树脂来修复因牙间隙导致的美学问题，最大的优势体现在即时对应性。在后牙咬合功能稳定的状态下，不会改变其咬合关系，仅通过粘接修复即可解决前牙的美观问题；而且也不需要磨除健康的牙体组织，通过对牙冠部牙釉质进行粘接处理、树脂修复即可恢复牙冠形态，关闭牙间隙。

田代浩史

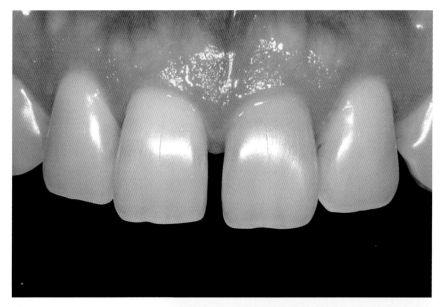

术前

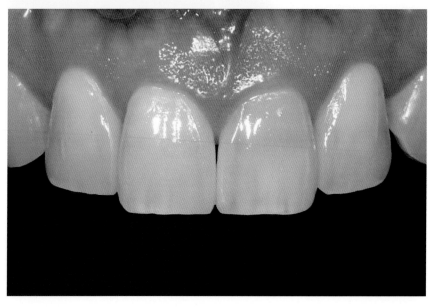

术后

临床操作的关键点

中切牙间隙关闭的修复要点

①通过间隙距离的测量判断适应证。

②通过预充填来确认牙冠形态的协调性。

③无创的牙釉质粘接操作。

④选择合适的3D成形系统及流动复合树脂。

术前病例分析

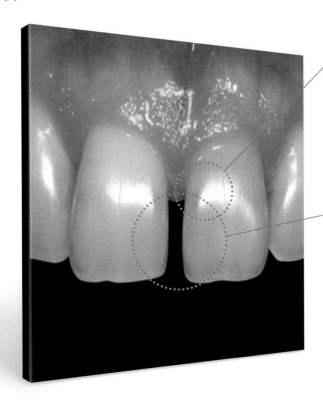

①将成形片下缘插入到龈沟区，此区域用流动树脂充填起来，然后再从牙齿根部顺延移行再现邻面外形，这是充填要点。这时候，选择合适的排龈线，牙体与牙周组织的有效隔离，粘接条件的创造都极为重要

②使用树脂关闭正中间隙时，邻面成形系统的选择及操作对邻面成形至关重要。接触点恢复后，要考虑如何在接触点下方避免出现黑三角

● 使用器械

排龈线：Sure-Cord（吉田）

3D透明成形片：BioClear（3M，森村）

酸蚀剂：K酸蚀剂（可乐丽）

树脂粘接剂：Clearfil SE Bond2（可乐丽）

流动复合树脂：Clearfil Majesty ES 低流动，高流动 A2（可乐丽）

推荐产品

BioClear 成形片（森村）

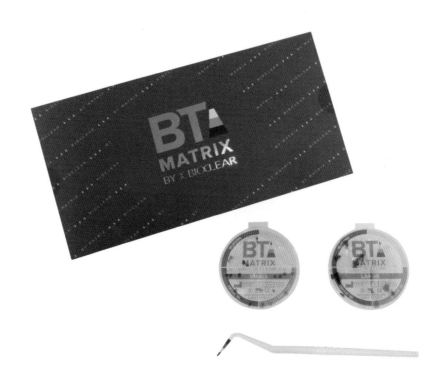

　　用于前牙区邻面充填的 3D 透明成形片。有 4 种曲度，在树脂修复时，可根据齿间间隙的大小选择不同曲度，是一款针对邻面形态再现极为有效的辅助材料。材料又分为上颌前牙使用的"大号 Large"和下颌前牙使用的"小号 Small"，"大号"的高度为 17mm 以上，针对牙冠较长的上颌中切牙间隙，也可以一次完成顺滑的流线型充填。

　　但是，聚酯成形片的厚度为 75μm，稍有些厚度，为了充填后接触区不残留间隙，可与间隙分离工具并用。本病例则是在充填操作中途安装间隙分离器从而补偿成形片的厚度。

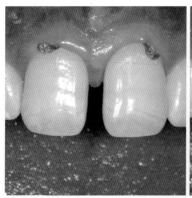 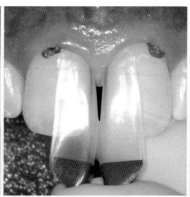 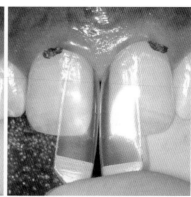

图 1　用于正中间隙病例关闭间隙时选择使用的成形片系统。"大号"也分为"粉色 S"和"黄色 M"，各型号的成形片具有不同的曲度，需要根据龈外展隙的情况预测并选择合适尺寸

病例解说

1. 制作硅胶导板

通过预充填的方式确认关闭间隙后的美学效果，充分考虑咬合状态，对切缘进行形态调整后，制作硅橡胶导板以引导充填操作（图8-2，图8-3）。

2. 在硅胶导板的引导下完成切缘充填

为了整备出便于树脂充填的环境，向龈沟内压入排龈线，确保树脂充填的牙面与龈下的牙体以及牙周组织有效隔离（图8-4）。安置好橡皮障系统，磷酸酸蚀充填区的牙釉质，之

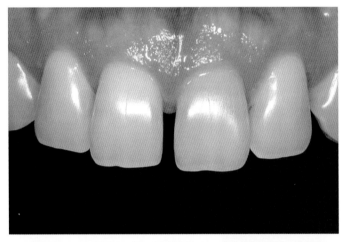

图8-1 术前，上颌前牙存在正中间隙，间隙距离1.5mm左右，确认符合复合树脂修复的适应证

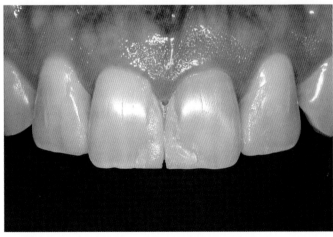

图8-2 预充填，确认牙冠形态的协调性

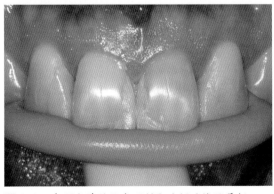

图8-3 在预充填的状态下制取舌侧硅橡胶导板

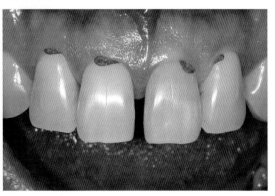

图8-4 排龈，向龈沟内压入排龈线

后使用自酸蚀粘接系统完成粘接（图8-5）。

粘接操作完成后，为了确定关闭间隙的两颗牙齿各自需要追加的宽度，在硅橡胶导板的引导下，先使用流动树脂在切端恢复出预设的牙冠宽度（图8-6，图8-7）。

3. 牙体形态的再现

安放3D透明聚酯成形片，使用流动树脂注入充填的方式恢复牙颈部边缘到切端的整体邻面形态（图8-8）。考虑到成形片的厚度，先使用Ivory型分牙器做适度牙间分离，以防修复后在中切牙间残留微小的空隙（图8-9，图8-10）。分牙器插入后，两颗相邻的牙齿会在牙周膜厚度（200μm）的范围内产生侧向移动，这种移动可以有效地弥补3D聚酯成形

片的厚度（75μm），从而构建更紧密的邻面接触关系（图8-11，图8-12）。构建适合的邻面形态时，需要从牙颈部经过接触点直至切角形成连贯的曲面形态，鉴于曲面形态的必要性，需要选择弯曲度匹配的3D成形片，这一点极为重要。因此要把握好市售的各种3D豆瓣成形片的厚度、宽度以及弯曲度等特性，做好充足准备以满足不同临床状况的各种需求。

形态修整时，要根据决定牙体解剖结构的导线来完成，并通过完整的打磨抛光流程实现光滑的修复体表面（图8-13）。邻面使用抛光条，从龈沟内的根面牙体向冠方形成很好的移行形态。最后用硅胶尖以及抛光膏等专用材料完成抛光，获得从树脂向牙釉质移行的光滑与光泽，完成美学修复（图8-14）。

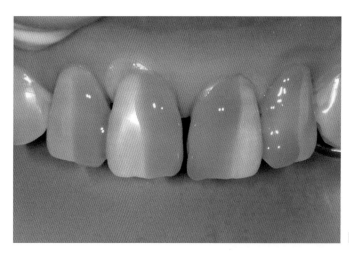

图8-5 安置橡皮障，磷酸酸蚀牙釉质

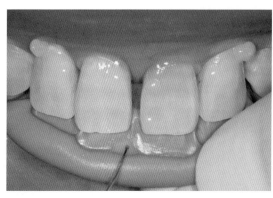

图8-6 在舌侧硅胶导板的引导下充填切缘

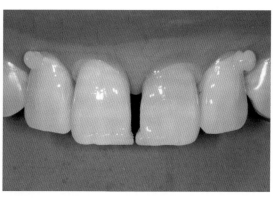

图8-7 通过在切缘处追加树脂来判定牙冠的宽度

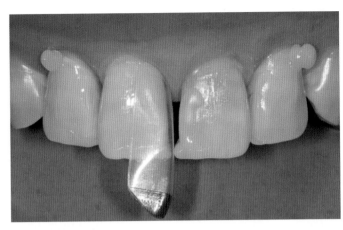

图 8-8　11 安放 3D 豆瓣成形片

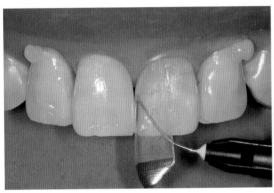

图 8-9　11 充填后，为了安放分牙器，先将 21 牙颈部进行局部充填

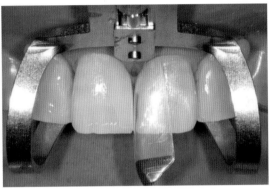

图 8-10　在 11 与 21 之间安放 Ivory 型分牙器

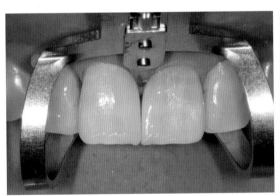

图 8-11　完成 21 接触点及唇侧的充填

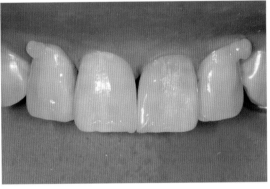

图 8-12　撤去分牙器，确认两颗牙之间构建出紧密的接触关系

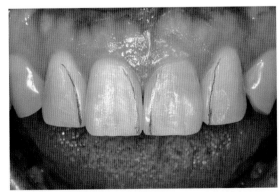

图 8-13　形态修整，打磨抛光

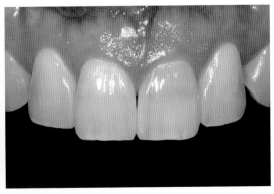

图 8-14　术后

树脂直接贴面修复

针对前牙颜色以及形态导致的美学缺陷，与间接修复相比较而言，医生要理解使用树脂直接修复方式的优势所在。间接法制作瓷贴面修复，考虑修复体必要的厚度从而需要对牙体进行预备，与直接修复相比磨牙量较大。此外，间接修复与直接修复相比，对粘接水门汀的粘接力的依赖性更高，存在修复术后长期稳定性不确定的问题。

田代浩史

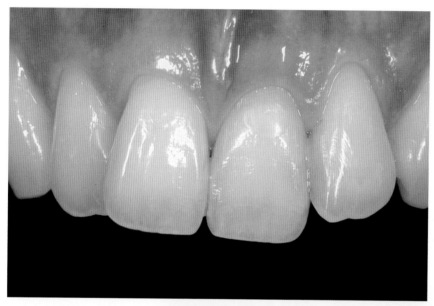

术前

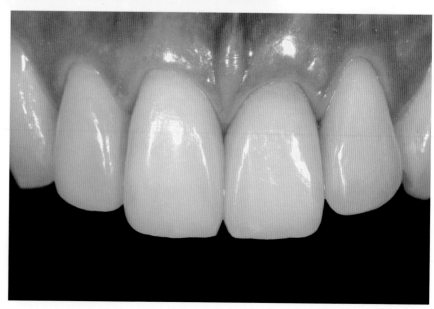

术后

临床操作的关键点

直接贴面修复要点

①牙体形态修整后的印象确认。

②通过工作模型把握复合树脂的必要量。

③在唇侧面整面制作复合树脂单一层。

④选择抛光效果好的复合树脂。

术前病例分析

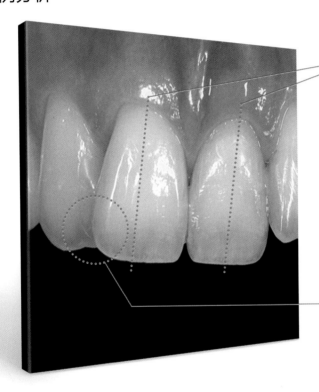

① 11 与 21 的牙长轴均向右侧倾斜，有必要将两颗牙齿与邻牙形态及长轴相统一。针对 11 的远中以及 21 的切缘行最低限度的形态调整，使用树脂充填的方式来改变长轴方向

② 12 近中区略微有些舌侧扭转，为了恢复 11 与 21 唇面以及位置关系，唇面有必要进行无创的树脂追加修复

● 使用器械

3D 透明成形片：分段式透明成形片，弯曲型，6.5mm（Kerr）

邻面成形系统：Compsi-3D Fusion，透明成形片（加里森，森田）

酸蚀剂：K 酸蚀剂（可乐丽）

树脂粘接剂：Clearfil SE Bend 2（可乐丽）

流动复合树脂：可乐丽玛吉斯特 ES 高流动 A2，可乐丽玛吉斯特 ES-Premium A2E（可乐丽）

推荐产品

可乐丽玛吉斯特 ES- 高流动性树脂（可乐丽）

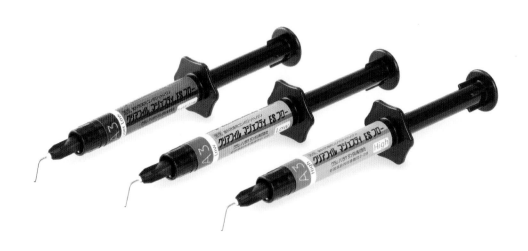

流动复合树脂具有各种不同的流动性、颜色、研磨性等性能。

要考虑术后的形态、颜色的完成度，在何种情况下选择何种流动型的树脂，对修复的预后具有重要作用。

针对后牙窝洞，在粘接操作后以洞衬为目的时，要选择流动性及光透过性较高的流动树脂。这与美学性无关，修复以确保洞底的粘接强度为主。但是，本病例中流动树脂决定着牙冠邻面形态及颜色的再现，是与美学性能密切相关的。此外，邻面形态再现时依赖于 3D 成形片三维空间的弯曲形态，牙体与 3D 成形片之间的狭小间隙内，需要让流动树脂完全无抵抗的流入并扩展，继而通过光照聚合可获得预期的理想的邻接面形态。鉴于此，在本病例狭小的空间中需要考虑流动树脂的扩展性，同时还要确保固化后的颜色（明度），选择二者兼备的树脂。

在这种临床场景下适用的流动树脂更受欢迎，在这里推荐可乐丽齿科的玛吉斯特 ES 高流动型流动树脂。这款流动树脂具有极高的流动性，固化后光透过性低，相对容易保证色调再现的基本因素——明度。此外，填料技术的提升，高密度填充的"亚微米玻璃填料"赋予材料高耐磨性（图 1）。

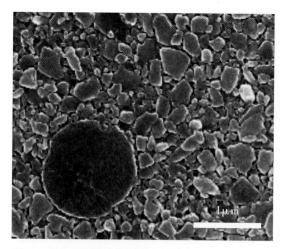

图 1 亚微米填料与球形簇

病例解说

针对前牙区牙长轴方向不一致导致的美学缺陷，改变12、11、21、22牙冠形态进行直接树脂修复。本病例在基本的牙周治疗后牙周状态稳定，对11远中以及21切缘的牙釉质进行了牙釉质范围内的切削，修整外侧面形态。对形态不足的区域用树脂堆筑从而实现和谐的牙冠形态。

1. 硅胶导板的制作

以最小限度的牙体组织切削为前提，在修复操作之前先将口腔内需要修整的区域明示给患者，在研究模型上通过蜡型恢复出理想的牙冠形态，按照确定的牙体状态制取硅橡胶导板作为口内修复的引导（图9-1~图9-6）。

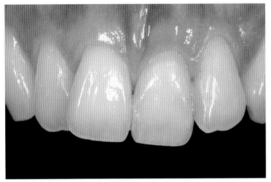

图9-1 术前。因牙齿长轴不一致导致的美学缺陷

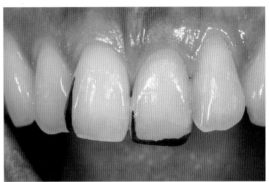

图9-2 在最低限度磨削牙齿的前提下明确形态修整的部位

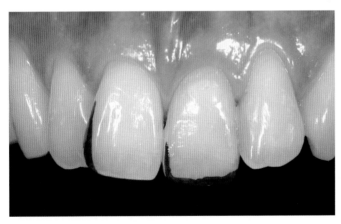

图9-3 在口腔内确认术后形态

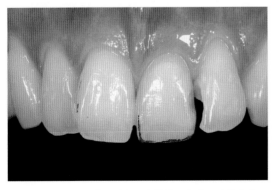

图9-4 通过切削进行牙体形态修整，去除旧的修复体

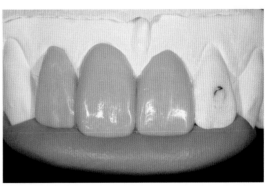

图9-5 在工作模型上制作硅胶导板

2. 粘接前处理

彻底清洁待粘接牙面，0# 排龈线压入龈沟内，滴入止血剂放置 10min，完成粘接前处理（图 9-8）。

3. 粘接处理以及充填操作

取出排龈线，确认止血，组织面干燥，迅速进行粘接处理。为确保未经切削的牙釉质的粘接力，经磷酸处理后，使用 1 步法自酸蚀粘

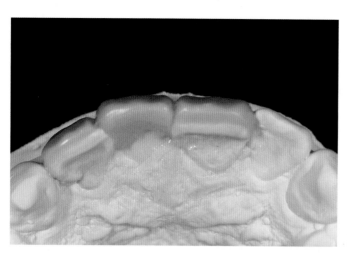

图 9-6 在模型上确认修复后切缘的位置

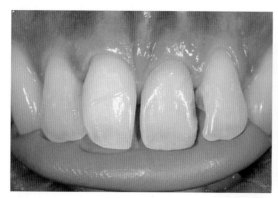

图 9-7 调试硅橡胶导板

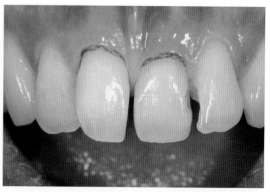

图 9-8 排龈，加入止血剂，整备粘接环境

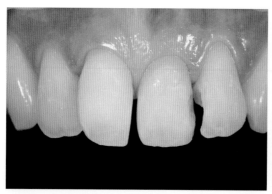

图 9-9 取出排龈线，磷酸酸蚀

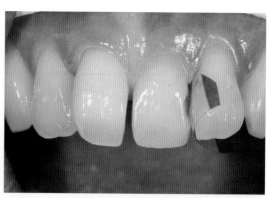

图 9-10 完成粘接操作，先进行 22 近中区的再修复

接系统进行粘接操作。之后，在硅胶导板的引导下完成切缘部的充填，调试3D成形片，开始充填操作。

选择流动性高的流动树脂注入成形片内，确保在狭小的空间内实现树脂均一的充填效果（图9-13~图9-15）。邻面形态构建完成后，

在较大的充填区域涂覆一层光滑的牙釉质色树脂，完成直接贴面的基础充填（图9-17）。

牙冠唇面使用填料形状均一的树脂，按步骤打磨抛光非常容易获得光滑且有光泽的树脂修复面（图9-19）。

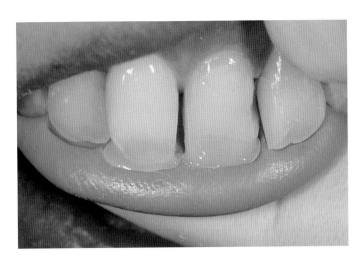

图9-11 在硅胶导板的引导下完成12、11、21切缘的充填

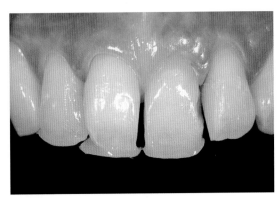

图9-12 确认切缘左右的对称性

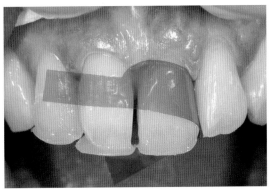

图9-13 向3D成形片内注入流动树脂，构建21远中面外形

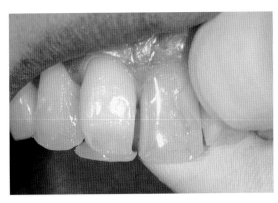

图9-14 21近中面的构建

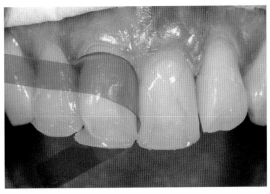

图9-15 11近中面的构建

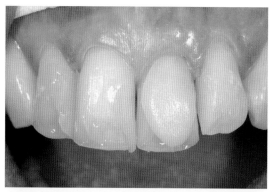
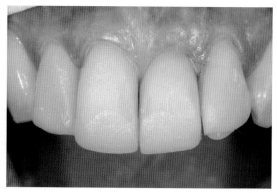

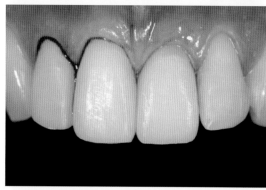

图9-16　同样的方式构建11远中面，12近中面。继续用复合树脂完成唇面充填，无缝衔接

图9-17　充填完成

图9-18　形态修整后

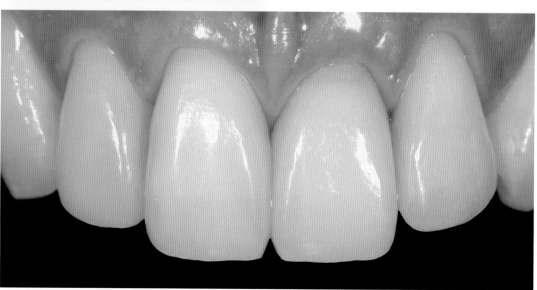

图9-19　术后

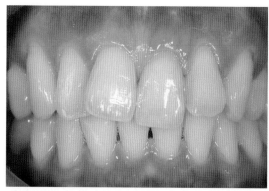
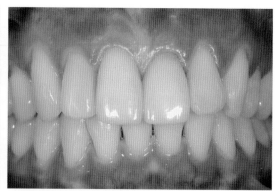

图9-20　术前正面观

图9-21　术后正面观

美学修复与成形片的选择

田代浩史

在前牙区使用复合树脂来恢复牙齿形态的修复时，透明聚酯 3D 成形片是不可或缺的修复辅助材料。随着树脂修复适用范围的扩大，各厂家提供的可选材料不断登场，根据病例情况选择合适的成形片已经成为决定修复效果的重要因素（图2，图3）。配合使用高流动型的流动树脂，可完全再现成形片所塑造出的牙体形态。成形片是支撑树脂在形态修整打磨抛光所不能及的部位完成修复最重要的辅助工具。

此外，在透明型的 3D 成形片内完成既定形态的充填，光照固化的树脂表层因阻氧聚合可以得到极为光滑的固化面，为不能自洁且清洁困难的邻面牙颈部区域的树脂充填提供了非常合适的充填术式。

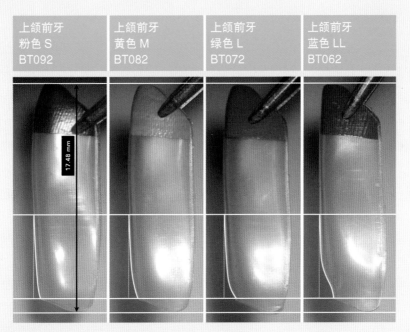

| 上颌前牙
粉色 S
BT092 | 上颌前牙
黄色 M
BT082 | 上颌前牙
绿色 L
BT072 | 上颌前牙
蓝色 LL
BT062 |

图 2 BioClear（森村）的成形片有 4 种弯曲度可选，厚度为 75μm

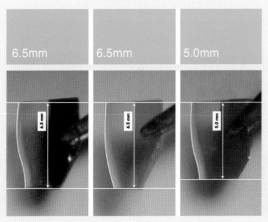

图 3 豆瓣聚酯成形片（Kerr）有 2 种弯曲度和高度可选，厚度为 50μm

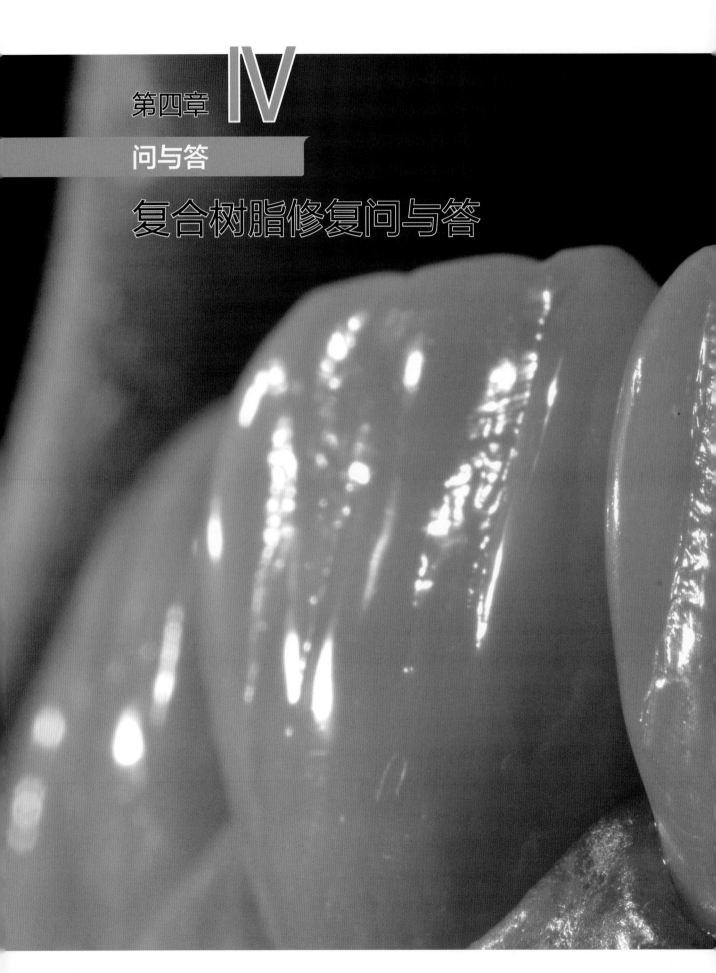

复合树脂修复问与答

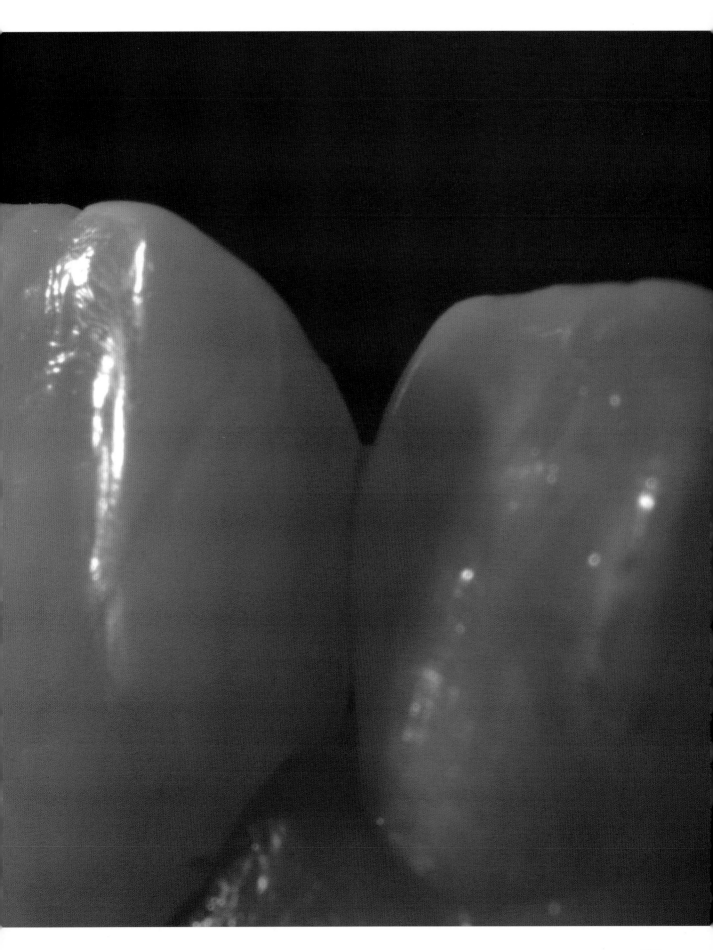

1 必须使用橡皮障法隔离的病例

复合树脂修复时，保持牙齿粘接界面干燥状态的重要性已被广泛认可。充分理解影响粘接的影响因子（唾液、血液、龈沟渗出液等对窝洞的直接污染，口腔内高度湿润状态导致窝洞内部的结晶等），就能明白使用橡皮障隔离对高效避免有害因素的必要性。另一方面，复合树脂直接修复时，需要参考周边牙齿的颜色以及解剖学形态特征进行分层充填，从而保证修复效果在整个牙列中的协调性，这一点至关重要。因此有必要根据口腔内的部位来探讨最有效的隔湿方法。

田代浩史

在口腔内不同的部位，呼气引起的湿度上升以及与外界通气可降低湿度的程度是有差异的。树脂修复使用的粘接系统的粘接强度受所在部位环境的湿度影响，因此有必要尽可能在稳定的低湿度环境下进行修复操作[1]。湿度控制的方法有橡皮障隔离法、简易控制隔湿法、强吸等多种可选的方式，在临床中要充分考虑隔湿效果和充填时的操作性，不同的修复部位选择合适的隔湿方法[2]。

1. 上下颌前牙区

此区域与外界通气性好，不太容易受呼吸影响而引发湿度上升，因此使用简易的隔湿方式避免唾液直接进入窝洞内部，在短时间内做好防控保持干燥状态即可得到较好的隔湿效果。另外，此部位是美学区域，需要做排龈的龈下修复较多，与排龈线合用的止血剂（血管收缩剂）也可以协助牙周组织保持良好的干燥状态（病例1）。

病例1　简易隔湿：排龈线、止血剂合用

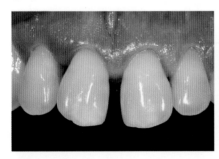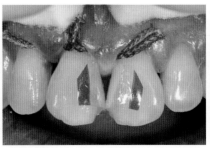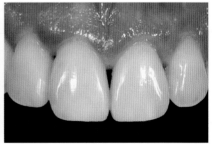

图1-1　术前

图1-2　龈沟内压入排龈线，同时使用3D成形片

图1-3　术后

2. 上颌后牙区

呼吸导致湿度上升，这会在该区域有一定的影响，充分注意腮腺开口处的唾液分泌量，使用简易隔湿与强吸并用的防控方式就很重要。粘接剂涂布后的静置等待过程中，需要让粘接剂在窝洞内充分保留发生作用，因此一定要注意避免因强吸导致的粘接剂粘接效果降低。其他时间都需要将强吸装置置于窝洞边缘维持良好的粘接环境，以降低环境湿度对修复效果的不良影响。

3. 下颌后牙区

要充分考虑呼吸导致的湿度上升、唾液向口底的流入以及滞留等影响，建议使用橡皮障隔湿的方法以积极保障重要部位的隔湿效果，同时使用强吸装置可以更好地维持窝洞内的干燥状态，从而大幅降低粘接操作时不良因素的影响。粘接操作时使用橡皮障的必要性极高，后期牙冠形态的修整以及最终形态确认时，则需要去除橡皮障而使用简易的隔湿方式即可（病例2）。

有时会因安装橡皮障而影响充填。应根据修复对象所在部位，活用吸引式隔湿装置（Zoo，APT）来进行有效隔湿（病例3）。

⊙ 文　献

[1] 陸田明智，千葉康史，坪田圭司，渡邉珠代，山本　明，安藤　進，宮崎真至，松崎辰男. 環境湿度条件がシングルステップシステムの象牙質接着強さに及ぼす影響. 日歯保存誌，2006, 49: 510-515.
[2] 浅川剛吉，高橋　雅，浅川麻美，長谷川智一，両川明子，齋藤　亮，田中光郎. 防湿器具使用時の口腔内温湿度の経時的変化. 小児歯誌, 2009, 47: 407.

病例 2　橡皮障隔离

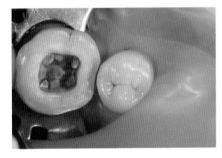 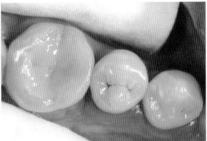 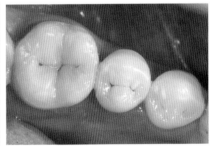

图 2-1　使用橡皮障隔离术打造粘接环境

图 2-2　邻面接触点构建完成之后，变更隔湿方式进行咬合面的充填操作

图 2-3　术后

病例 3　Zoo 的活用

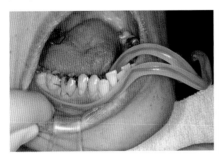 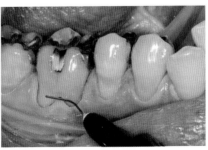 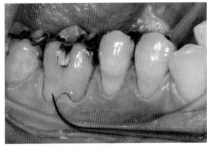

图 3-1　Zoo 与牙椅的吸引装置直接连接使用

图 3-2　有较强的隔湿性能，为修复对象所在部位提供恰当的控湿效果，也不影响充填时的操作性

图 3-3　使用探针对流动树脂进行极细微范围的充填操作时，其湿度也是完全可控的

2 龋损牙本质内层粘接的注意事项

选择性去除因细菌感染而致龋的外层牙本质后，被称为"透明牙本质"的内层牙本质就暴露出来了。有报告显示，这层牙本质表面抗酸能力增强，与健康牙本质相比，其在复合树脂修复中对粘接系统的粘接能力低下。透明牙本质层的牙本质小管内有无机物的结晶沉淀，能有效阻断对牙髓的刺激。在粘接时，保证其周围的健康牙本质的粘接效果，提升窝洞整体的边缘封闭性是非常重要的。

田代浩史

1. 龋蚀牙本质内层的考量

透明牙本质是龋蚀牙本质的内层结构，其牙本质小管被磷酸钙等析出物封闭，因此在结构上与健康牙本质有所差异（图1）。有报告显示透明牙本质表面的酸抵抗性增高，很容易造成粘接系统树脂单体的渗透不充分，其粘接强度比健康牙本质明显低下[1]。

透明牙本质可阻断刺激向牙髓传导，抑制疼痛，同时防止牙髓内液体向外渗出，这样可防止牙本质小管层面上的露髓，从而起到牙髓

保护的作用，保护树脂粘接界面[2]。

2. 感染牙本质的去除方法

感染牙本质具体去除方式如病例1所示。使用龋蚀检知液进行洞底染色，低速钨钢球钻在超低转速下去除感染部分。这里需要注意：钨钢球钻经过反复的切削、灭菌后切削效果会逐渐降低，注意做好使用次数的管理（图2）。

对于年轻恒牙的急性龋，使用旋转器械去除深部龋损牙本质的外层结构时，有极高的露

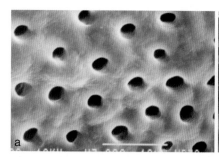
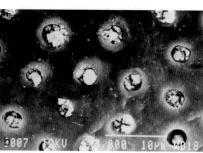
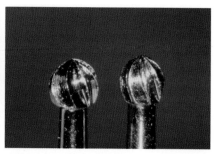

图1 健康牙本质与龋蚀牙本质内层的牙本质小管开口部
a.健康牙本质：酸蚀后的牙本质小管开口状态。b.龋蚀牙本质内层：酸蚀后的牙本质小管开口部有结晶沉淀

图2 旋转器械的劣化。
左：未使用 右：使用及灭菌3次后

髓风险,因此在去腐过程中有必要与挖匙交替使用。清水等[3]研究报告提出,锐利的挖匙的切削硬度界限与细菌感染区牙本质的硬度基本一致,因此用锐利的挖匙可以选择性的去除软化的牙本质,从而降低了过度去除健康牙本质的可能性。对于年轻恒牙急性龋,在合适时机的交替使用旋转器械与手动器械,可实现高效而又低侵袭的去腐。

综上所述,在临床操作中,既要重视保留龋蚀牙本质内层(透明牙本质)能降低术后疼痛的效果,又要考虑其粘接强度相对较低的风险,在以牙釉质为中心的窝洞边缘部位做到确保效果的粘接操作。

⊙ 文　献

[1] Nakajima M, Sano H, Burrow MF, et al. Tensile bond strength and SEM evaluation of caries-affected dentin using dentin adhesives. J Dent Res, 1995, 74: 1679–1688.

[2] Nakajima M, Ogata M, Hosaka K, et al. Microtensile bond strength to normal vs. cries-affected dentin after one-month hydrostatic pulpal pressure. Adhes Dent, 2005, 22: 419.

[3] 清水明彦, 鳥井康広. スプーンエキスカベーターに関する研究. 2 報. スプーンエキスカベーターの刃先のシャープネスと剔削能力との関係. 日歯保存誌, 1985, 28: 690-694.

病例 1　龋蚀牙本质外层的去除　洞缘区的处理

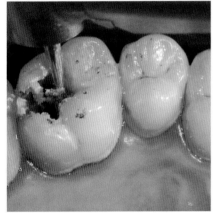
图 1-1　钨钢球钻低速去腐

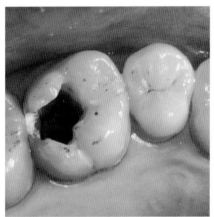
图 1-2　使用龋蚀检知液

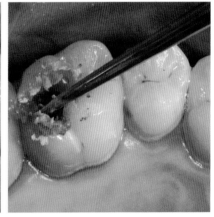
图 1-3　用挖匙去除红染的部分

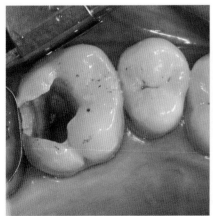
图 1-4　完成感染牙本质的去除

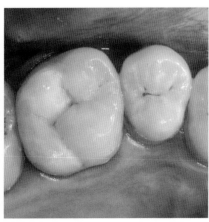
图 1-5　术后

3 需要使用选择性酸蚀的病例

选择性酸蚀是指用磷酸仅酸蚀洞缘牙釉质的操作方法，一步法自酸蚀粘接系统是最常被选用的。从临床角度来看，前牙缺损、后牙复杂的窝洞等对粘接力要求较高的病例常常会使用选择性酸蚀技术。

宫崎真至　辻本晓正

自酸蚀粘接系统与磷酸酸蚀剂并用的研究，以及仅使用自酸蚀粘接系统13年后的病例研究均有报告[1]。从临床综合评价报告中可见，自酸蚀粘接剂是否与磷酸酸蚀剂并用并无明显差异。但是，在直接树脂贴面以及间隙关闭的病例中，与磷酸酸蚀并用效果更佳。各种结果提示，如果是后牙修复，窝洞内被粘接界面多为牙本质时，就没有必要进行选择性酸蚀了。

近年来，为了简化牙体粘接系统的操作性，两步法以及一步法自酸蚀粘接系统的临床使用频率不断增加，自酸蚀粘接系统对牙体的脱矿能力取决于功能性单体的酸性度，多数产品归类于弱酸性（pH=2~3的程度）。鉴于此，自酸蚀粘接系统对牙体的脱矿能力是低于磷酸的，尤其针对牙釉质其粘接性能会有不确定性（图1）。从粘接的观点来说，磷酸酸蚀不仅仅是增加被粘接的面积，还能促使高质量的功能性单体得到高质量的粘接界面。当然，临床中存在需要使用选择性酸蚀的情况，这时候，如果不小心将磷酸涂布到牙本质上，再使用自酸蚀粘接系统时会出现牙本质粘接持久性不良的可能性，因此操作时要精心，防止酸蚀剂流

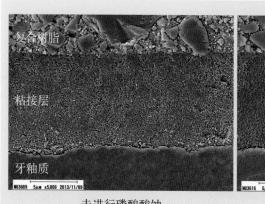
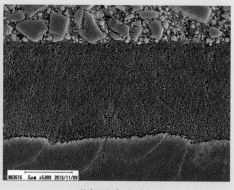

复合树脂

粘接层

牙釉质

未进行磷酸酸蚀　　　　　　　　进行了磷酸酸蚀

图1 一步法自酸蚀粘接系统的牙釉质结合界面扫描电镜图。与磷酸酸蚀并用时，可清晰地看到牙釉质表面的粗化，具有提高粘接强度的效果

入到牙本质区域。这时候选择易于涂布的磷酸酸蚀剂是很重要的，一定要使用注射器装的酸蚀剂（图2）（病例1）。

⊙ **文　献**

[1] Peumans M, De Munck J, Van Landuyt K, Van Meerbeek B. Thirteen-year randomized controlled clinical trial of a two-step self-etch adhesive in non-carious cervical lesions. Dent Mater. 2015; 31: 308-314.

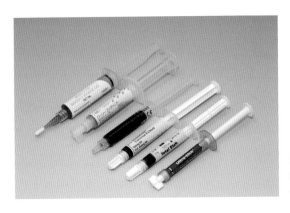

图2　选择性酸蚀时，建议选择这种注射器装的磷酸酸蚀剂，使用有针头的磷酸酸蚀剂能够很好地控制酸蚀剂的涂布区域

病例1　选择性酸蚀

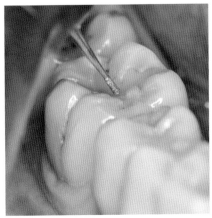

图1-1　去除边缘着色且有一部分破损的陈旧修复体

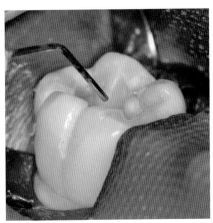

图1-2　在窝洞的牙釉质洞缘区，用注射器"放置"磷酸酸蚀剂

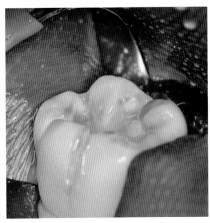

图1-3　要点：选择有黏度的酸蚀剂产品

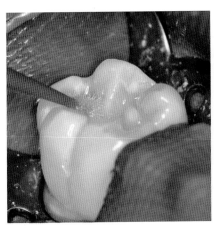

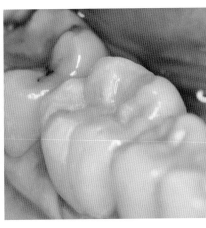

图1-4　流水冲洗，干燥后涂布自酸蚀粘接剂

图1-5　术后。针对一步法粘接系统在选择性酸蚀中的应用效果还有待进一步探讨

4 一步法自酸蚀粘接系统在临床使用中的关键点

一步法自酸蚀粘接系统是以具有自酸蚀功能的酸性功能性单体为主体、包括水和提高相溶性的溶媒的共存体。为了发挥酸蚀以及处理剂的效果并能够使树脂单体浸透至牙体组织形成粘接界面，在临床使用一步法自酸蚀粘接系统时，要考虑能引发牙体改质脱矿的涂布时间，之后彻底吹干易挥发成分并进行确实可靠的光照固化，提高粘接层的机械强度，这些环节都是临床操作要点。

宫崎真至 黑川弘康

一步法自酸蚀粘接系统，将酸蚀、前处理以及粘接等多个流程构成的粘接操作合并成一步完成，因其简化临床操作步骤从而降低临床技术误差的影响而被研发上市。但是，至今为止，在临床中，还存在一些尚未被完全确认的注意事项需要医生关注。

1. 牙面改质

一步法自酸蚀粘接系统与磷酸酸蚀 – 冲洗系统相比较，对未经切削的牙釉质粘接效果尚有疑虑。针对楔状缺损等含有未切削牙釉质的窝洞，需要在牙面反复涂擦（激活处理），这样能提高脱矿效果，同时提升树脂单体的浸透力（图1-1，图1-2）。

病例1 使用一步法自酸蚀粘接系统进行修复

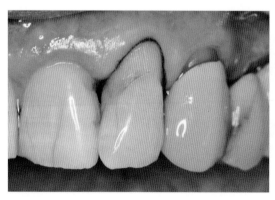

图1-1 修复操作前的准备：龈沟内压入排龈线，抑制龈沟液的渗出

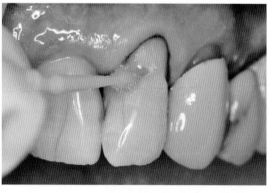

图1-2 涂布粘接剂时需要在牙面上反复涂擦，之后用气吹彻底干燥，这对获得确凿的粘接性极为重要

2. 涂布后的气吹干燥

在使用一步法自酸蚀粘接系统时，很重要的步骤之一是对自酸蚀粘接剂的气吹干燥。自酸蚀粘接系统的作用机制是在牙面涂布后，需要溶解一部分玷污层，实现牙面脱矿。其成分中含有酸性功能性单体，也含有水分。因此，如果使用自酸蚀粘接系统但气吹干燥不足的话，则会在有水及乙醇等媒介残留的状态下被固化，这就会导致牙面的粘接不良。这个步骤一定要参考各厂家的使用说明书确认其气吹需要的压力等。在临床操作时，以粘接剂不再流动的状态为指标，气压从低开始逐渐到中等程度为宜。

3. 光照固化

自酸蚀粘接剂涂布在牙面上之后要进行光照固化，如果在表面充填了复合树脂之后再进行光照，复合树脂阻挡了光强度，粘接剂可能无法彻底固化，因此气吹干燥后可靠的光照固化是必须的（图 1–3）。气吹干燥后，光固化机的尖端要尽可能贴近粘接剂，按照厂家要求的时间完成光照固化。这样才能使牙面上的粘接层聚合固化，得到足够高的机械强度。因为粘接层与空气接触，受氧气影响会在表面产生未固化层，这一层粘接剂可与树脂产生化学结合（图 1–4，图 1–5）。

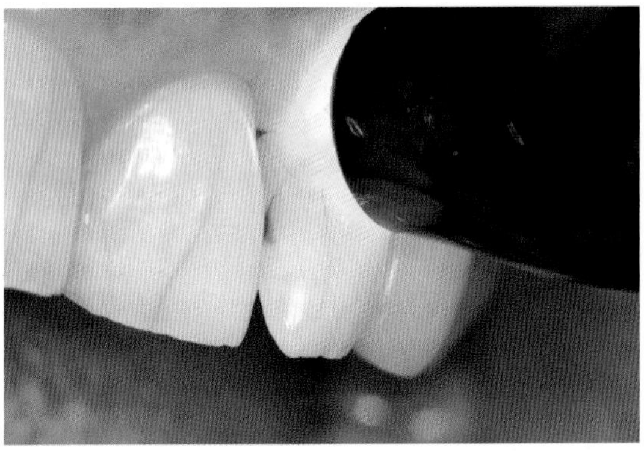

图 1–3 对粘接剂进行光照使粘接层聚合固化也是重要的步骤

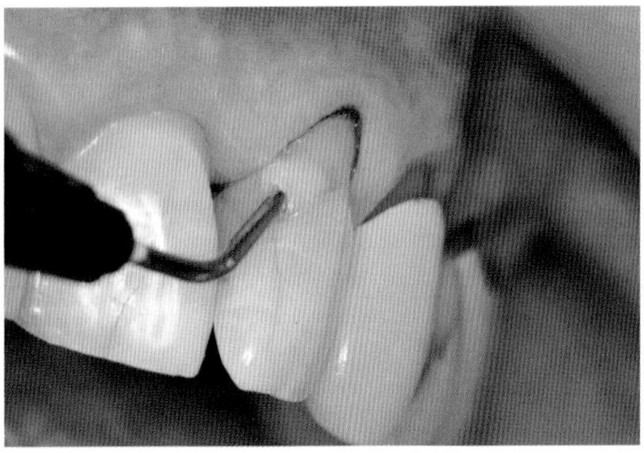

图 1–4 光照固化后使用流动复合树脂进行充填，从近切端的边缘开始缓慢填充，这是要点

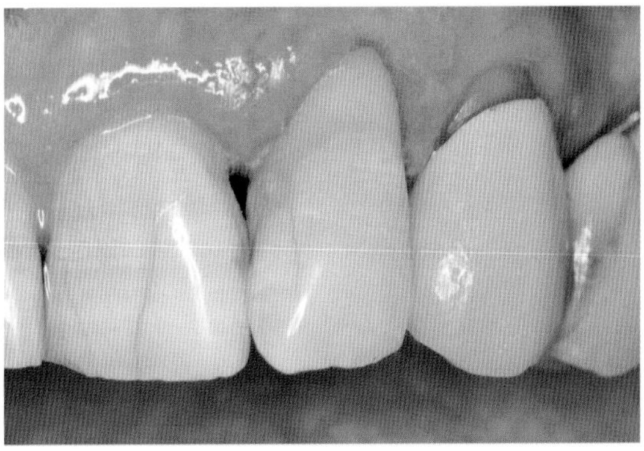

图 1–5 严格按照厂家提供的操作指南，可快速高效的完成修复

5 无基釉可以留多少

尽管治疗原则是尽可能保留无基釉，但是在临床中下述情况是需要去除无基釉的：釉质存在龟裂时，前牙为实现有颜色渐变效果在唇面预备边缘短斜面时。对于后牙，尤其是针对功能尖，需要承受经久的咬合负荷，如果存在釉质的龟裂，则一定要尽力去除无基釉，用修复体覆盖牙尖区域。

青島徹児

现在的粘接系统对牙釉质及牙本质均能发挥强劲的粘接力，即使针对无基釉也能实现一体化的粘接效果，临床不会出现问题。对于前牙或后牙邻面，尤其是窄缝型的牙体预备（隧道式预备），根据临床情况可保留无基釉进行复合树脂的修复（图1）。前牙修复时，从舌侧入路留下的唇侧无基釉，或者从唇面入路留下的舌侧无基釉，为了保持原有外形或充分利用舌侧的背板，经常会保留这些无基釉。但是有些重视美学修复效果的唇面区，为了利用颜色渐变以及变色龙效应以实现修复颜色的融合性，需要制备较宽的斜面（长斜面）（病例1），因此这些病例会去除无基釉。

对于后牙修复，日常需要承受较高的咬合力，尤其是功能尖，常年承担巨大负荷，没有牙本质承载的牙釉质则可能会因为反复的各种机械负荷导致细小的龟裂产生。这些龟裂起源于釉柱，即使使用金属嵌体来修复，也会出现牙釉质崩裂脱落现象，这在临床并不少见。这是因为釉柱源于牙尖顶部，走行垂直于咬合面，终止线与釉柱平行。因此，终止线位于功能尖内部 1.5~2.0mm 内的情况下，经常会沿釉柱纵切的方向制备 0.5mm 左右的短斜面（图2，图3）。但是，针对后牙修复咬合面是否制备短斜面的问题，自 1980 年以来有各种各样的探讨，日本齿科保存学会《龋病治疗指南》（第2版）中指出：后牙咬合面不要制备短斜面。

复合树脂的收缩应力也是需要考虑的问题。随着复合树脂中无机填料的增多，聚合收缩率降低，聚合收缩应力增大。流动树脂的聚合收缩率高于常规的膏状树脂，但是收缩应力降低。因此，对于较大较深的窝洞，使用流动复合树脂分层充填，对余留牙体的应力会减少，能防止牙釉质龟裂的出现。由此可见，为了保留无基釉，用流动树脂少量多次充填，做好牙釉质的衬里，这是有效控制龟裂并防止边缘白线发生的良策。

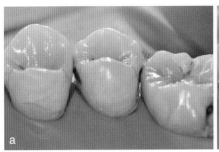
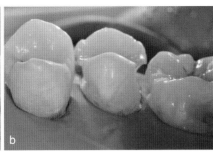

图1 隧道式牙体预备
a. 可见邻面龋。b. 使用窄缝型预备的方式去除龋损组织，咬合面保留了无基釉

病例 1　前牙区边缘短斜面的制备

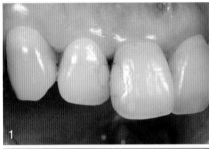
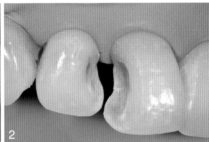

图1-1 术前，可见继发龋
图1-2 从唇侧去除邻面龋，为了充分利用颜色渐变以及变色龙效应，唇侧预备了 1.5mm 左右的长斜面
图1-3 充填牙本质层
图1-4 充填牙釉质层
图1-5 术后

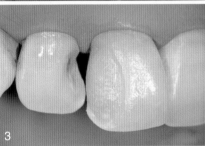
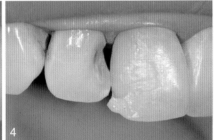
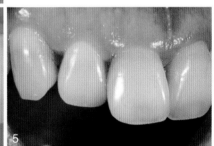

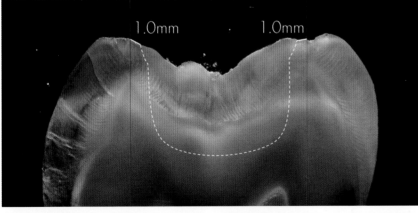

图2 考虑釉柱走向而制备的咬合面边缘斜面
纵贯牙釉质，以期望能提高粘接性

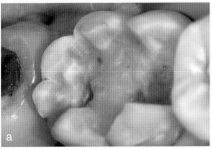
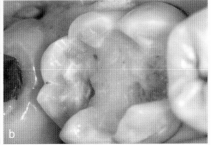

图3 咬合面的斜面预备
a. 颊尖可见龟裂。b. 去除龟裂，暴露出釉柱断面，用超细砂金刚砂车针预备短斜面

6 有必要区分使用复合树脂吗

区分使用复合树脂是必要的。根据窝洞形态与窝洞内部位的不同，应区别选择膏体型复合树脂与流动树脂。此外医生也会根据患龋风险等口腔内环境，针对非自洁区的邻接面等不同部位，选择树脂时应予以区分。

青岛徹儿

1. 膏体型与流动型复合树脂

基于 MI 理念，目前的复合树脂修复仅需要去除感染部位的牙体组织，这样就会出现形态复杂的洞形，如果此时直接使用较硬的膏体型复合树脂充填，难免会出现空腔。将复杂洞形单纯化可以简化树脂的充填，这时可以用流动树脂浸入形态复杂的区域。另外，在分层充填时出现了复杂的形态时，也可以用流动树脂

病例 1 除雪机技术（Snow plow technique）

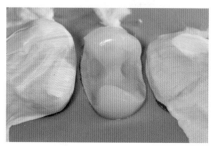

图 1-1 窝洞制备完成的状态

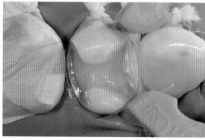

图 1-2 邻面成形。成形片与洞壁在窝洞最深处的位置形成了锐角，如果仅使用膏体型树脂充填，出现空腔的可能性很高

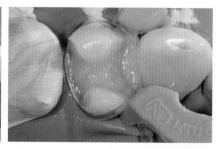

图 1-3 先将流动树脂注入锐角处，不进行光照固化

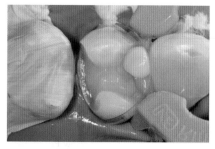

图 1-4 流动树脂之上压入膏体树脂进行充填

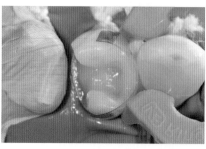

图 1-5 流动树脂可充满所有角落，实现没有空腔的充填

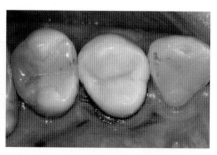

图 1-6 充填后，完成打磨抛光

来弥补。此外，在包含邻面缺损的窝洞中，需要用成形片来恢复邻面壁，成形片与洞壁的牙体之间很容易出现锐角，这些部位也是极易出现空腔的区域，这时很需要将流动树脂与膏体树脂联合应用，这就是所谓的除雪机技术（snow plow technique）（病例1）。

除雪机技术就是先在成形片与洞壁的锐角区域注入流动树脂，在不进行光照的状态下，压入膏体型树脂的充填技术。这类似于根管治疗时糊剂与牙胶尖的关系，这种技术能有效避免单独使用膏体树脂可能出现的边角空腔。

2. 产品选择

现在各厂家的复合树脂硬度、打磨抛光性之间并没有很大的差异，因此在选择时，根据个人习惯的颜色和操作性能选择应用即可。各厂家的树脂研发理念略有区别，松风 Giomer 产品是一系列含有 S-PRG 填料的材料，S-PRG 填料可缓释6种离子，这些离子具有强化牙质、保护牙髓、改善口腔内环境等重大功能。对于患龋风险高的患者，残根、牙颈部以及邻面龋，直接或间接盖髓后需要保护牙髓的病例，建议选择这种具有积极作用的 Giomer 产品（病例2、病例3）。

病例 2　高患龋风险的病例

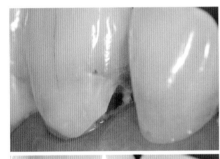
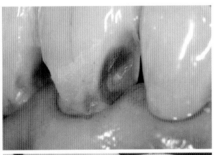
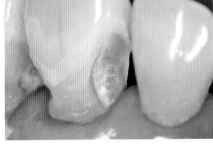
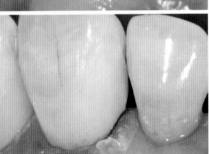

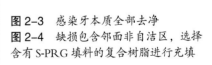

图2-1　旧充填体的边缘出现了继发龋
图2-2　龋损已进入旧充填体的内侧，因此将旧充填物全部去除

图2-3　感染牙本质全部去净
图2-4　缺损包含邻面非自洁区，选择含有 S-PRG 填料的复合树脂进行充填

病例 3　直接盖髓

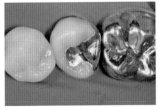
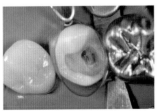
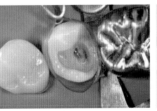
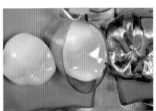

图3-1　因希望治疗下颌后牙前来就诊

图3-2　去除感染牙本质时露髓，10% 次氯酸钠清洗，止血

图3-3　露髓面与窝洞内面均选择有 S-PRG 填料的粘接剂（FLBond Shake One）进行粘接处理

图3-4　使用含有 S-PRG 填料的 Beautifil Flow Plus（松风）流动树脂充填，直接盖髓

关于临床操作的疑问

7 如何控制明度

明度决定着颜色的明暗程度，尤其在前牙具有光透过的部位，如果不能很好地控制明度，则会在视觉上出现过亮或者过暗的现象。另外，修复效果的明暗是患者层面也能察觉出来的，在明度许可范围内进行颜色的匹配是修复要点。

青岛徹児

1. 明度的重要性

孟赛尔色彩体系中颜色的三要素用明度、饱和度、色相来表示。一看即知，色调（Shade）的核心是用中心区从白到黑所谓的明度（Value）表示（图1）。周边颜色的种类用色相（Hue）表示，从中心的明度向外周扩散是饱和度（Chroma）。那么，把彩色照片转化为黑白照片后，因为缺失了色相要素，所以能很容易判断明度（图2）。饱和度提高（颜色变浓），则明度有下降（颜色变暗）的趋势，齿科技工中常会有人把明度与饱和度混合来表现浓度。

前牙修复体试戴时，常会听到患者提出"有点过白""颜色偏黑"等问题，却很少有"略红""有点偏黄"等不良反馈。基本上说明人类对明暗的判断更擅长。如此可见，前牙直接修复时，尽可能满足明度的匹配，这是比色的要点。

2. 比色：颜色的选择

人的视网膜上有能识别红、蓝、绿的三种视锥细胞和判断明暗的视杆细胞，共4种视细胞。人更擅长判断明暗的理由是：视杆细胞的量显著高于对光敏感的视锥细胞。视锥细胞能

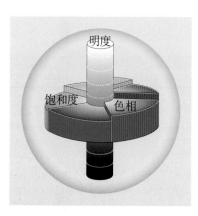

图1 颜色系统

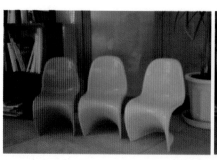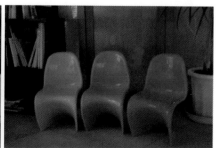

图2 彩色照片与黑白照片

够在明亮的条件下辨别颜色，在黑暗的环境下机能低下。视杆细胞能感知微弱的光，因此在昏暗的光线下也能发挥功能。因此，判断明度的最佳方式就是"眯着眼睛看"。但是，"感觉"的影响因素非常多，现代化的手段有数字化方式，通过数值来判断明度。笔者推荐使用数字化颜色测量（Digital Color Meter）的方法，将拍摄的照片灰化后，用数字化颜色测量法仅测定 L*，选择最接近的树脂的颜色即可。

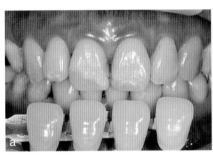 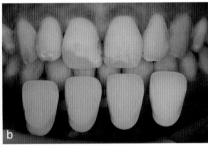 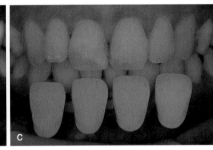

图3 明度控制
a. 对于树脂充填，前牙区为光透过区域，明度控制非常重要。b. 用 polar_eyes 拍照可更鲜明地看出明暗度。c. 去除色彩后的黑白照片更显著的表明明度的差异

图4 比色

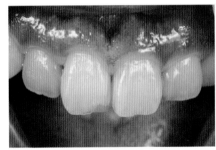 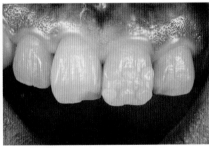

a. 可见旧充填体颜色发暗　　　　b、c. 笔者在前牙树脂修复时使用牙面树脂球直接比色法

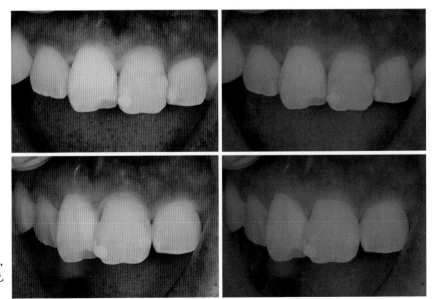

d~g. 有必要使用 polar_eyes 拍照，此外，多方向多角度拍照可获得更多的颜色信息

关于临床操作的疑问

8 染色剂的使用方法

笔者在临床操作中，前牙基本不使用染色剂，仅在后牙咬合面使用。使用时，要与邻牙协调，邻牙咬合面有色素沉积时可考虑做咬合面染色。但是也有嫌弃色素的患者，一定要在染色前和患者确认。

青岛徹児

Laminar 即分层充填，也就是从前说的 laying technique，单层充填技术为 mono-laminar，多层充填为层塑技术（bi-laminar）（图1）。窝洞表浅时（牙釉质内）可使用单层充填技术，包括无须染色的无染色（non-tint）技术和在牙釉质层染色的后染色（post-tint）技术（外染）（图2的蓝点所示）。窝洞深时（达到牙本质内）使用层塑充填技术，包括无须染色的 non-tint 技术、在牙本质层染色的前染色（pre-tint）（内染）技术（图3的红点所示）和在牙釉质层染色的后染色（外染）技术（图3的蓝点所示）。

● Mono laminar 技术

    Non-tint 技术

    Post-tint 技术

● Bi laminar 技术

    Non-tint 技术

    Post-tint 技术

    Pre-tint 技术

图1 分层充填中染色技术的使用

病例1 单层充填（Mono-laminar）（无染色）

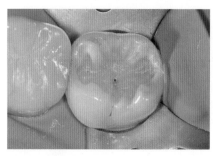 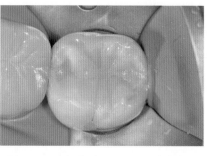 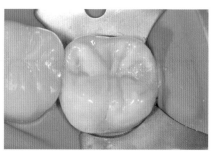

图1-1 窝洞预备完成，窝洞较浅，在釉牙本质界附近，适用于单层充填

图1-2 选择中等透明度的树脂单层充填，使用充填器与探针等制备主沟、副沟，光照固化

图1-3 最表层辅以高明度的BW漂白色流动树脂

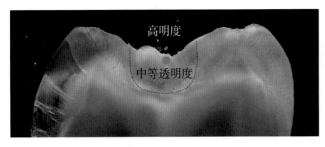

图2 单层充填技术

图3 层塑充填技术

病例2 双层充填（预染色）

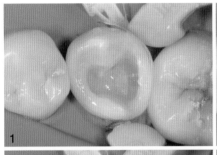

图2-1 邻面充填完成，将Ⅱ类洞恢复成Ⅰ类洞

图2-2 高饱和度树脂充填牙本质层

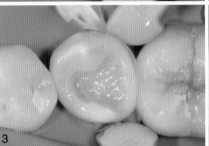
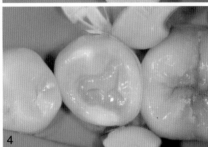

图2-3 修整充填面

图2-4 用充填器在充填面主沟最深处制作出沟裂形态

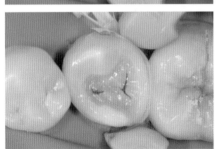
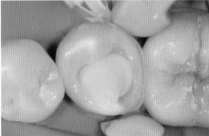
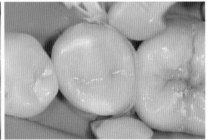

图2-5 在窝沟中加入棕色染色剂。此时染色线太粗，可将周围树脂向中央挤压后光照固化

图2-6 在其表面用中等透明度的树脂进行充填

图2-7 大致调整一下咬合面树脂形态，隐约可见内部染色剂

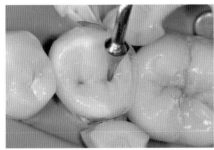
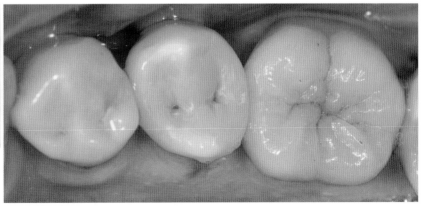

图2-8 用充填器将窝沟处的形态进行调整，染色效果更清晰

图2-9 术后

9 前牙解剖学形态再现的要点

前牙区使用复合树脂直接修复的适用范围很广泛，从邻面区部分缺损的 Ⅲ 类洞到构筑牙冠部整体的直接冠修复均为其适应证。小范围修复时，使用 3D 透明聚酯成形片等辅助工具尚可简单再现解剖学形态；大规模缺损需要再现牙冠形态的情况时，从解剖结构角度对牙冠形态的理解是必不可少的。前牙解剖学形态可参考后述 4 部法逐一完成。

田代浩史

1. 小范围的部分修复

针对邻面 Ⅲ 类洞之类的小范围修复，选择与余留牙体组织移行匹配的 3D 透明聚酯成形片，向其内部严密地注入流动复合树脂，可相对较容易的再现解剖学形态。

2. 大规模的牙齿形态再现

针对大规模的 Ⅳ 类洞修复与直接冠修复等需要再现整个牙冠形态的情况，解剖学形态有必要从舌侧面形态、切缘形态、邻接面形态、唇侧面形态这 4 个部分分别赋型。

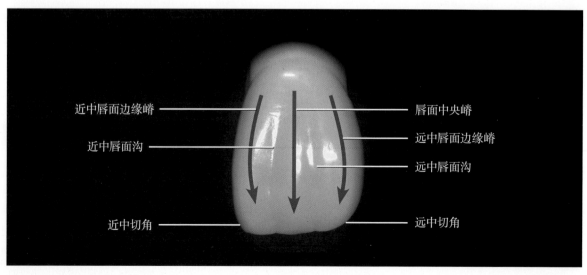

图 1 前牙唇侧面解剖学特征

舌侧面形态、切缘形态及邻面形态受周围牙体及牙周组织接触关系的限制，术者对形态的裁决权较小。舌侧面形态、切缘形态可通过使用复制前牙冠形态的硅橡胶导板和流动复合树脂来再现。邻接面形态从龈缘到邻面接触点直至切角的移行，均可借助3D透明成形片的弯曲形态加以流动树脂的充填得以再现。简而言之，这几个部位均不必依靠术者使用充填器械来赋予形态，而是可以借助事先准备好的充填辅助工具来完美再现其形态。

而唇侧面则是大范围的依赖术者赋形的部位。这里包括解剖学层面的内部构造的色调再现（使用牙本质色树脂来调控明度），外部构建的纹理再现（赋予唇面嵴，唇面沟的形态，图1）。使用牙本质色树脂行内部构建和牙釉质色树脂行外部构建的分层充填技术，可再现立体的颜色效果。此外，基于对前牙唇侧面一般解剖结构的理解，使用树脂充填器械以及牙面形态修整的旋转工具完成抑扬顿挫的外侧面形态，并进行打磨抛光（病例1）。

病例1　前牙解剖形态的再现（牙冠形态分成4部分，逐阶段构筑）

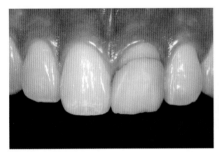

图1-1　术前。硬质树脂甲冠与牙颈部不密合

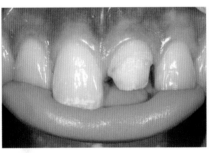

图1-2　试戴术前制取的硅橡胶导板

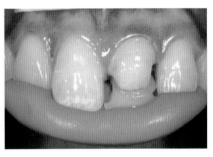

图1-3　在硅橡胶导板的辅助下完成舌侧与切缘的充填

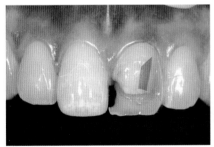

图1-4　借助3D聚酯成形片再现远中邻面形态

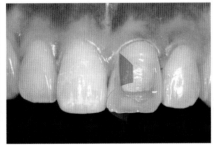

图1-5　构建邻牙与邻接面的接触关系

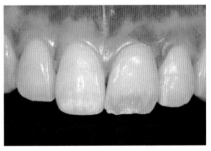

图1-6　使用牙本质色树脂构筑内部结构

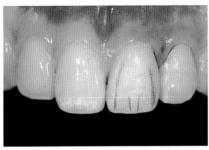

图1-7　描记唇面嵴、唇面沟的成形线

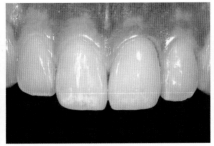

图1-8　术后唇面观

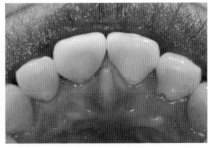

图1-9　术后切缘侧面观

10 后牙解剖学形态再现的要点

后牙区复合树脂修复需要优先考虑牙冠功能性的形态恢复，确保修复体与余留牙的移行性，构建必要的咬合面形态与邻接面形态。尤其是Ⅱ类洞修复，邻面形态再建难度较高，针对各种不同临床状况选择合适的邻面成形系统是必要条件。与前牙修复时患者较高的美学需求相比，后牙修复中更加重要的是咬合、咀嚼功能的协调性。

田代浩史

1. 后牙修复的考量

适用于复合树脂直接修复的后牙缺损从小范围的单纯洞形（Ⅰ类洞、Ⅴ类洞），到大规模邻面形态缺失的复杂洞形（Ⅱ类洞），适应证极为广泛。与前牙适应证所不同的是，随着缺损范围的逐渐扩大，修复方式转向间接修复的情况越来越多。使用树脂直接修复的病例多数还具有一定牙冠解剖学形态。修复时形态恢复最重要的部位是与邻牙接触的邻接面接触区形态，其次是咬合面形态。后牙修复时没有对美学要求极高的部位，从功能的角度充分理解邻面以及咬合面的解剖形态，灵活使用合适的

充填辅助工具，再现各部位的形态是医生需要考虑的要点。

邻接面形态恢复需要选择合适的成形系统来再建已缺失的接触点，咬合面形态需要顺应余留的牙尖及窝沟形态进行重建。咬合面的形态关系到磨碎食物的效率、唾液的洗净效果，磨碎的食物能否从咬合面顺畅的流出等功能，这些解剖结构的塑造都是有必要考虑的。

2. 邻接面形态的恢复

后牙邻接面形态的塑造，通过构建合适的邻牙接触点以及外展隙，可防止食物嵌塞并维

病例 1 **后牙解剖学形态的再现**（根据间隙决定邻面形态再现手法的差异）

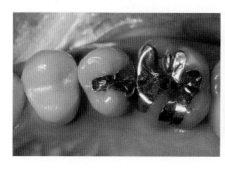 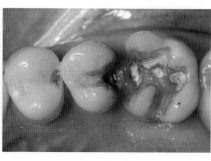

图 1-1 术前
图 1-2 去除旧修复体以及龋损

护牙周的稳定性。准确地恢复邻面形态是难度最高的技术，有必要选择合适的邻面成形辅助工具来完成。此外，将去除原发性龋损制备的窝洞形态与去除金属嵌体修复后出现的继发龋所制备的洞形进行比较，发现二者邻接面形态具有很大的差异，原发性龋损的修复难度也大幅增加。

病例 1 中 3 个窝洞的充填操作展示邻面成形系统的选择和邻接面形态再现的手法。

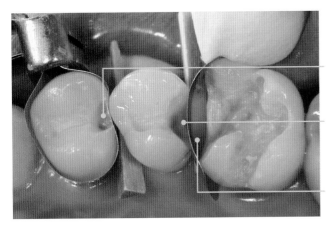

窝洞部位	邻牙间隙距离	使用器材
24	0.5mm 以下	成形条 牙间楔
25（26 充填完成后）	0.5~1.0mm	3D 成形片（豆瓣成形片） 圈型固位环 牙间楔
26	1.0mm 以上	3D 成形片（豆瓣成形片） 牙间楔 流动树脂（固定成形片用）

图 1-3　备洞完成后的成形片选择调试

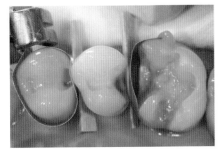

图 1-4　成形片的固定与粘接操作

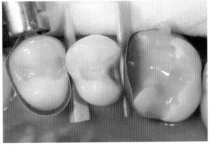

图 1-5　用流动树脂完成分层充填的第 1 层

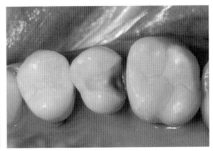

图 1-6　完成 24、26 充填操作

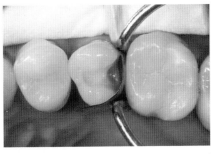
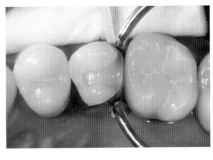

图 1-7　25 安装邻面成形系统
图 1-8　考虑邻面接触状态进行分层充填

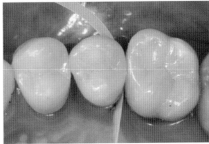
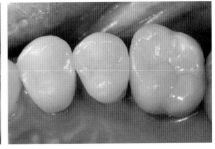

图 1-9　使用抛光条抛光邻面近龈区修复体
图 1-10　术后

11 光强度越高越好吗

光聚合型复合树脂需要用光线照射使其聚合硬化，医生要充分考虑光的"质"，即光的波长分布；光的"量"，即光的强度。在考虑光强时，既要考虑足够的强度给予的能量，这是治疗需要的；也要考虑过度的强度产热引发的问题，这是医生需要规避的。

宫崎真至　辻本晓正

光固化型复合树脂固化硬度的影响因素很多，详见图 1 所示，这都需要留意。临床中，还要注意用正确的照射方法给予树脂充分的光能量（图 2）。光聚合器释放的光能量不足时，树脂单体的二重结合转化率低下，导致固化物的机械强度低下，这也是引发复合树脂修复后出现继发龋或者修复体脱落的原因之一。

1. 光强度与光照时间

根据照射光线的光强度相关研究可知，卤素灯作为光照聚合的光源时，其光照强度要求是 400mW/cm^2 以上。当然，针对现在常规使用的复合树脂，这个光强可以达到 2~2.5mm 的固化深度。大家都知道，为了提升复合树脂的聚合固化率，延长光照时间，提升光的能量，这在临床都是有效的方式。也就是说，光强度（mW/cm^2）与照射时间（S）的乘积即为复合树脂接受光照所获得的光能量（J/cm^2）。这个概念可应用于 II 类洞修复时，针对邻面龈壁树脂聚合固化，照射时间的延长可提升固化效果。换言之，对于光固化灯头部距离较远的部位，如果使用光强度为 600mW/cm^2 的光固化灯，照射 40~60s 则可以达到最佳的聚合固化效果。

但是，这个理论的背景是以光强度为 400~600mW/cm^2 的卤素灯为光固化光源的时代，无法适用于光强度超过 2000mW/cm^2 的光源，做出高强则可短时光照的推断。也就是说，需要 20J/cm^2 的光能量时，可使用 400mW/cm^2 光强进行 50s 的照射，但并不是用 4000mW/cm^2 的光强照射 5s 即可，因为光的能量理论在高光强度的时候不再适用于这一理论，这种方式反而会导致复合树脂聚合率低下，产热过多等不利于临床的问题。高光强度可提升临床效率是研发的大方向，但是光照射与树脂聚合固化成分相关，所有的理论均有一定的限度。

2. 光固化设备的选择

现在市面上销售的主流光聚合器是以 LED 作为光源的。LED 光固化机不需要滤光器及冷却装置，因此设备更加小型化，可实现无线化，同时光源寿命也得以延长。蓝光 LED 的波长范围狭窄，对吸收光域在樟脑醌（光引发剂）以外的低波长的 Lucirin TPO

等光引发剂没有激活效果（图3）。因此，410nm附近波长的LED光固化机逐渐进入市场。临床上，选择光固化机不仅要考虑其充足的光强，还要考虑光线的质也就是波长范围。

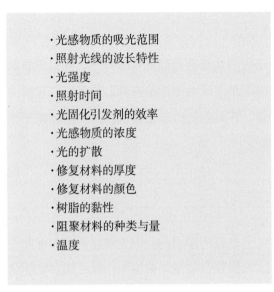

图1　光照固化时的考虑事项

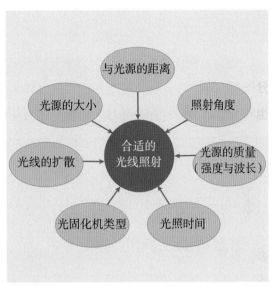

图2　光照方法的考虑事项
光照射时需要提供充足的、能使材料聚合固化的光能量，但是仅考虑树脂及其接触的光线也是不充分的

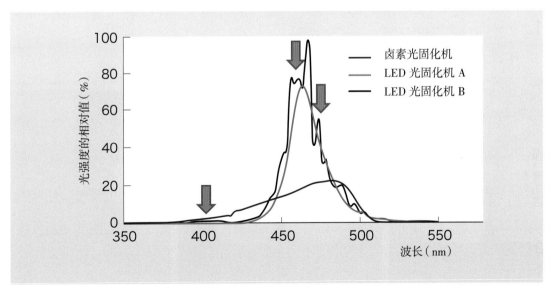

图3　三种光固化机的分光波长分布
卤素光固化机、蓝光LED光固化机、具有蓝光以及蓝光之外不同波长范围的LED光固化机的分光波长分布。波长范围在470nm附近（蓝光范围），增加了波长400nm附近（紫光范围）的LED光固化机（紫光LED光固化机），其应用得以推进

12 正中间隙关闭的修复

在复合树脂直接修复中，龈缘部的形态赋予可谓是难度最高的修复操作。间接修复时，通过恰当的排龈、取印模以及工作模型的制作将口内信息准确地传递给技师，从而可以获得适应机体环境并具有美学性的修复体。可是对于直接修复，充填后的形态修整很困难，形态赋予依赖充填时成形片的放置，因此合适的材料选择尤为重要。

田代浩史

1. 修复辅助工具的选择

对龈下区域树脂充填而言，确凿的排龈效果能保证牙周组织的干燥、而保证良好的粘接环境对充填是至关重要的。但是，即使创造了优质的粘接环境，使用膏体型树脂充填时，用充填器械塑形构建出与牙周组织协调的形态也

是极为困难的。用充填器向龈沟方向充填时，操作会刺激牙周组织，很可能会破坏已预备好的粘接环境，龈沟区树脂与牙体移行的形态赋予也具有高难度。

近年来，研究人员在树脂修复相关的辅助器材方面下了各种各样的功夫，充填用复合树脂自身的流动性也具有多种可选择性。针对高

病例 1　正中间隙关闭

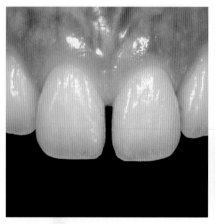

图 1-1　术前。上颌前牙正中间隙

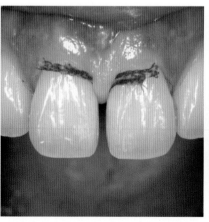

图 1-2　向龈沟内压入排龈线进行排龈

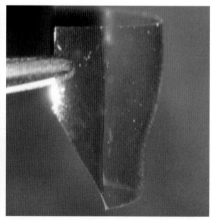

图 1-3　能打造出既定的龈下树脂充填形态的 3D 树脂成形片（豆瓣成形片，Kerr）具有绝妙的曲度与弧线

难度的采用树脂直接修复龈缘部形态的技术，建议大家使用有效的修复辅助器材，并选择适当流动度的流动树脂（病例1）。

2. 龈下充填操作

对于龈下的粘接操作，为了打造出优质的粘接环境，使用排龈效果好的排龈线，能收敛牙周组织且不含有阻碍粘接成分的止血剂都是很重要的。充填操作时，除了使用与正中间隙完全贴合的成形系统（图1-3）和在狭窄的空间内使用具有高流动性的流动树脂（图1-5）之外，充填后使用能伸入龈沟内对根面移行区域进行打磨抛光的抛光条等辅助工具也是需要的，医生应把握各种器材的特性并组合应用。此外，为了塑造一个从根面向树脂顺滑过渡的移行形态，使用适度的力量压迫齿间牙龈乳头，可很好地封闭三角间隙。充填操作后，不可能使用任何旋转切削器械对此部位进行精细形态修整，因此，在各个阶段正确使用上述辅助工具并打造出合适的龈缘充填环境是唯一可行的方法。

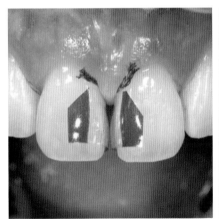

图1-4 试戴3D成形片

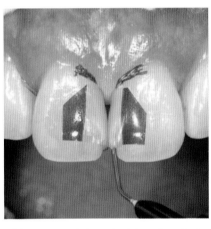

图1-5 顺应成形片形态，注入流动树脂

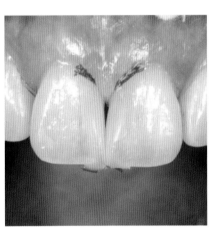

图1-6 完成包括切缘部的充填操作

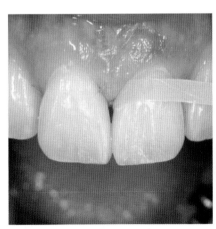

图1-7 使用树脂抛光条进行间隙区形态修整

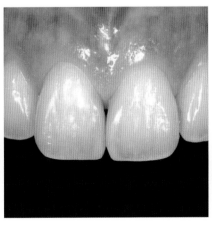

图1-8 术后

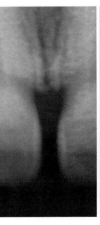

图1-9、图1-10 术前、术后X线片。确定龈沟内树脂与根面牙体移行形态

病例相关问题

13 术后疼痛的预防方法

树脂修复术后疼痛的原因可概括为：①备洞时的过度切削，②粘接不良导致的不可靠的边缘封闭效果。也有过怀疑树脂修复时所使用的化学材料对牙髓造成刺激的时代，现在一般会认为通过确实可靠的窝洞制备与粘接操作能有效地控制树脂修复术后疼痛。

田代浩史

1. 避免窝洞制备时的过度切削

树脂修复可通过粘接与牙体形成一体化，因此不需要预备特殊的供树脂材料保持的固位形。选择性去除被细菌感染的外层牙本质并对洞缘进行修整（包括边缘短斜面的修整）即可完成洞形制备，与非粘接性修复相比是极微创的修复治疗方案。仅需要选择性的去除龋损牙本质外层，对龋损牙本质内层可温存保留，这对保持术后牙髓组织的安定性是非常重要的。

龋损牙本质内层被称作透明层，是牙本质

小管内有大量结晶沉淀的一层，去龋时保留这一层结构可抑制牙本质小管内的刺激传递，具有减轻切削时疼痛与术后疼痛的效果。另外，被细菌感染的龋蚀牙本质外层的痛觉消失，此部位的选择性切削原则上是可以实现无痛预备的。切削范围向龋蚀牙本质内层侵入时，患者会产生痛感。鉴于此，在树脂充填修复的窝洞制备时，在一定的范围内是无痛的去腐，这种不麻醉的牙体预备可向患者提前做出说明，当然也存在为了减轻患者的精神压力而选择在麻

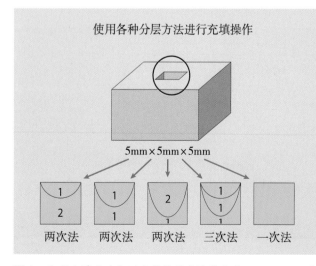

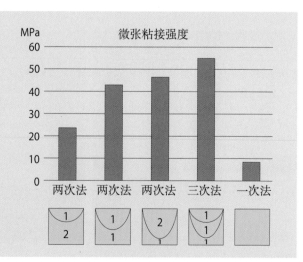

图1 分层充填方法与洞底粘接强度的关系（Chikawa,2006）[4]

醉下备牙，这时要将去龋范围限定在龋蚀牙本质外层以避免过度切削，这也是灵活考虑微创性树脂修复的重要方式[1-2]。

2. 复合树脂修复的边缘封闭性

　　复合树脂修复的边缘封闭性受充填操作时的隔湿操作、粘接操作、分层充填操作以及光照方法等多重因素的影响。选择与修复部位匹配的有效隔湿方法，严格遵循使用说明书进行粘接操作的前提下，可考虑导致个别窝洞边缘出现粘接层破损风险最主要的原因是"受树脂聚合收缩的影响"。为了缓和窝洞内的聚合收缩应力确保边缘封闭效果，使用分层充填技术并对各树脂层进行充分的光照固化是必不可少的。受聚合收缩应力的影响，洞底可能出现脱粘接并诱发术后疼痛，因此要采用分层充填的方法（图1）。对单纯窝洞的树脂修复而言，

Ⅰ类洞是最容易因树脂聚合收缩应力导致洞底粘接层出现收缩间隙的洞形[3]。对策是常规使用流动树脂在洞底进行洞衬。作为窝洞底部第一层的流动树脂充填要尽可能薄，之后用牙本质色树脂进行第2层充填，第3层使用牙釉质色树脂充填（图2）。以这三层作为基本的充填术式，既能保证洞底确凿的粘接效果，抑制术后疼痛，又可以再现天然牙的颜色[4]。

⊙ **文　献**

[1] 高津寿夫ほか. 検知液をガイドとしたう蝕処置時における臨床の諸問題－作業量，窩壁最終染色度，疼痛について－. 日歯保存誌, 1984, 27:874-884.
[2] 猪越重久. 猪越重久の MI 臨床－接着性コンポジットレジン充填修復. デンタルダイヤモンド, 2005：22-30.
[3] 吉川孝子ほか. 窩洞内各面に対するコンポジットレジンの接着強さ. 日歯保存誌, 2012, 55:97-102.
[4] Chikawa H, et al. Effect of incremental filling technique on adhesion of light-cured resin composite to cavity floor. Dent Mater J, 2006, 25：503-508.

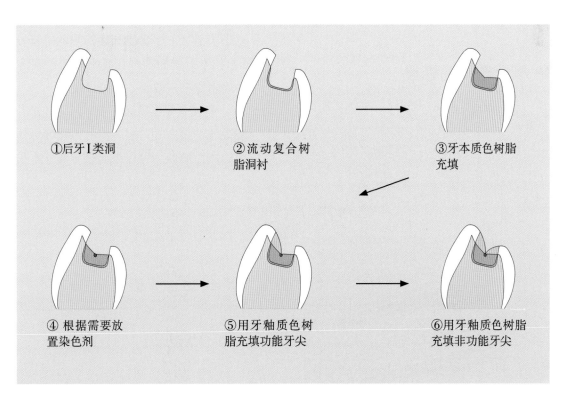

①后牙Ⅰ类洞　　②流动复合树脂洞衬　　③牙本质色树脂充填

④根据需要放置染色剂　　⑤用牙釉质色树脂充填功能牙尖　　⑥用牙釉质色树脂充填非功能牙尖

图2　3 层式分层充填法

14 针对楔状缺损行之有效的修复方法

为了实现行之有效的楔状缺损充填，把握发病原因极为重要。另外，楔状缺损的洞缘由牙釉质与牙本质构成，要确保二者均能获得同样的粘接强度。为了获得可靠的预后，保证临床操作各步骤的行之有效至关重要。

宫崎真至　坪田圭司

1. 楔状缺损的成因

楔状缺损的成因可考虑是由错误刷牙方式引起的磨耗、咬合力异常、酸蚀导致的损耗等多种原因单独或联合诱发。楔状缺损的诊断包括范围与深度都很重要。缺损形态有皿状、碗状以及楔状等分类。楔状缺损常会有牙本质过敏症状的伴发。

2. 楔状缺损的修复

楔状缺损洞形形态的固位型难以期待，需要选择与牙体有粘接性的修复材料（玻璃离子水门汀修复，玻璃离子与树脂联合的三明治技术或者复合树脂修复）。有报告显示树脂加强型玻璃离子水门汀充填的保持率比复合树脂充填更高，但是针对牙齿磨耗区修复材料的耐磨性来讲，复合树脂性能更加（病例1）。

针对楔状缺损，有很多橡皮障安放困难的病例，为控制龈沟液渗出而排龈是必须的。为实现有效的粘接，可先使用不含油的抛光膏与毛刷清洁牙面，去除牙面附着的感染物质（图1）。牙本质的喷砂会有喷砂粒子在牙面残留从而阻碍粘接效果，要尽量避免。

窝洞中牙本质面积较大，因此推荐使用自酸蚀的粘接方式；也可以考虑在牙釉质局部使用选择性酸蚀，可以使牙釉质及牙本质均获得

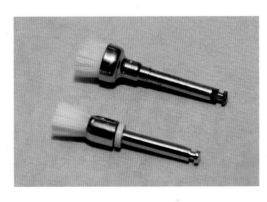

图1　对于牙面清洁，喷砂用的甘氨酸离子（粒径50μm）易溶于水，使用低速毛刷（松风）更好

较强的粘接强度。另外，在涂布自酸蚀处理剂与自酸蚀粘接剂时，要取足量液体反复涂擦以提高粘接强度。

在修复材料的选择方面，可考虑操作性好弹性模量低的流动树脂。使用流动树脂充填时，注射头尖端放在窝洞的切缘侧缓慢推注出所需量。之后进行形态精修与打磨，术后即刻对边缘部适合性的判断确认有难度，建议在复诊时充分确认修复效果。

病例 1　牙齿磨耗导致的楔状缺损病例

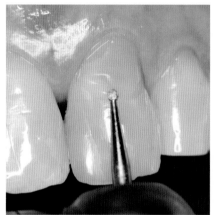

图 1-1　去除旧充填物

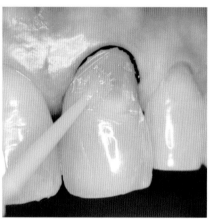

图 1-2　粘接操作时，多次涂布粘接剂并反复涂擦可提高粘接性

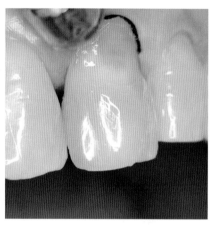

图 1-3　用气吹从牙龈侧向冠方吹干粘接剂

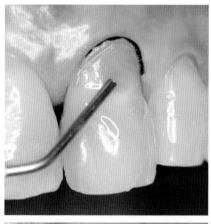

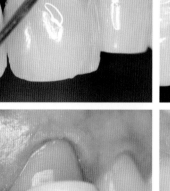

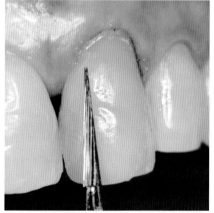

图 1-4　使用流动树脂充填，用注射头尖端抵在窝洞的切缘侧缓慢推注，顺应窝洞形态进行充填

图 1-5　形态修整时，注意避免损伤软组织

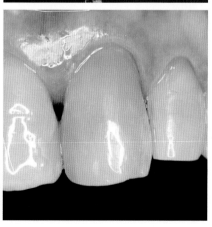

图 1-6、图 1-7　使用树脂专用抛光系统（Compomaster，松风）打磨抛光，为保证边缘部密合度，表面打磨抛光自始至终使用一个系列的产品

15 所有的病例都可以使用复合树脂修复吗

累及龈下的大面积龋损以及牙列最远端磨牙远中面龋损，因被修复界面环境条件较差，使用树脂粘接剂的话很难获得确凿的粘接效果，故而可考虑选择玻璃离子水门汀（GIC）来进行修复。GIC 的颜色适合性与复合树脂（CR）相比略差一些，现有的高强度的 GIC 产品物理性能得以改善，可以在后牙区广泛应用。

秋本尚武

GIC 主要用于修复体粘固和充填修复，在这里简述一下充填用 GIC 的临床优点。GIC 的主要特性是可以释放并再充氟离子，并且与牙体有粘接性。GIC 与牙体的粘接强度低于 CR，但是因为它与牙体间有自粘接性，在临床中难以控制渗出液及血液对修复界面的污染时，CR 充填难以进行，这时就凸显出 GIC 修复自粘接性能的优势了。

对于 GIC 修复，众所周知的非侵袭性修复治疗（Atraumatic Restorative Treatment，ART）是由 Frencken 等人为了发展中国家的早期龋病治疗而提出的治疗方案。在无水无电无法使用常规齿科治疗仪器设备的情况下，即使是早期龋也不得不拔牙时，ART 就成为最佳的治疗方案。ART 是一种使用挖匙等手动器械去除表面感染牙体组织后，用 GIC 充填缺损，并且可以将窝沟进行封闭的治疗方法。Frencken 等人报告了 ART 治疗后 3 年良好的临床疗效。为了顺应 ART 治疗而开发的高强度 GIC，其抗压强度高达 220MPa 以上，具备了后牙修复所需的机械性能（图 1~ 图 3）。

在有完善治疗环境的发达国家，去除感染牙体组织后，粘接界面确实可控的区域使用 CR 充填，无法完全控制粘接界面的时候则选择 GIC 修复。例如，累及龈下的大面积龋损以及牙列最远端磨牙远中面龋损，被修复界面环境条件较差，使用树脂粘接剂难以获得确凿的粘接效果时，可考虑使用 GIC 作为最终修复材料。此外，高强度 GIC 还可作为诊间或间接盖髓的临时修复材料（病例 1）。

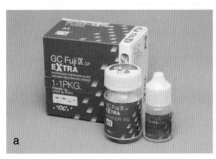
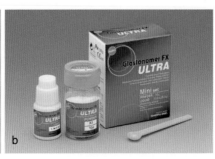

图 1 代表性的高强度 GIC
a. 富士 IX GP（GC）。b. 松风 FX-Ultra 玻璃离子水门汀。适用于后牙充填

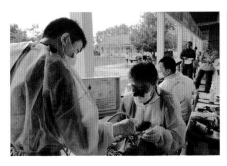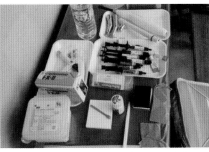

图2 志愿者活动的治疗场景。进行无电设备的户外治疗。携带着充电设备以及治疗机，但是无法按计划进行相应的治疗

图3 户外治疗使用的材料。准备了GIC和CR，对于后牙龋，ART修复充分发挥了效能

病例1 间接盖髓的暂封

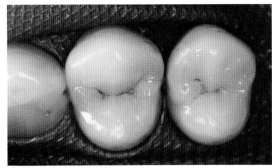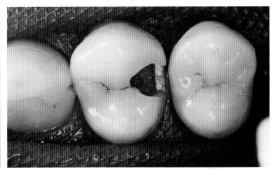

图1-1 术前
14远中隐匿性龋

图1-2 龋洞状态
龋洞较深，龋蚀检知液红染，选择间接盖髓（保髓）的治疗方案，高强度GIC暂封

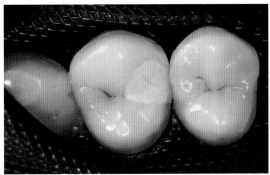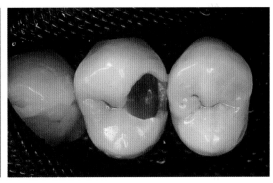

图1-3 间接盖髓2年后
2年后依然保持着解剖学形态

图1-4 去除感染牙本质
在龋蚀检知液指示下去除感染牙本质，完成窝洞制备

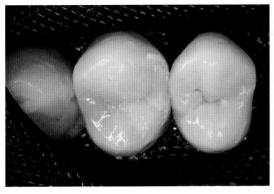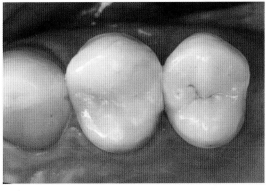

图1-5 修复后即刻
进行CR充填，去除邻面成形装置

图1-6 术后
咬合调整，形态修整，打磨抛光完成

16 复合树脂修复的使用寿命

修复体的寿命指的是从修复完成到它无法行使口内功能需要进行再治疗的时间长度。复合树脂（CR）修复后，修复体出现脱落、破损、继发龋、术后疼痛等症状时则需要再治疗。

迄今为止有很多超过 10 年以上的 CR 修复临床效果被发表，现在的 CR 修复很少出现再治疗症状的病例。使用正确的修复方法，定期进行术后维护，很少出现短期内需要再治疗的病例。

秋本尚武

初期的 CR 修复，脱落、破损、继发龋、术后疼痛等症状频发，成为临床问题。但这都是 CR 修复最初应用于临床的 20 世纪 70 年代后期以及直到 20 世纪 80 年代的话题了，当时 CR 材料自身物理性能低下，与牙体的粘接强度也不高。但是，毋庸置疑，这些问题与临床医生对粘接修复的理解不充分，临床未进行正确的粘接操作密切相关。针对一般临床医生所完成的修复生存期调查报告数据显示，CR 修复平均使用年限为 5.2 年（1995 年）与 9.6 年（2008 年），推断 10 年生存率约 60%[1-2]。这两个报告调查对象不同，13 年后的生存期差异接近一倍，说明除外材料性能不断提升的原因，临床医生对粘接修复的理解深度，操作的准确性更加重要（尤其是粘接处理）。另外，日本及其他国家研究机构对近些年 CR 修复的长期临床观察中基本未发现修复体脱落、破损、继发龋以及术后疼痛等症状（图 1）。从这些临床结果中可知，多数病例至少可在 10 年内不出现任何临床问题。从后牙 CR 修复相关论文

日　本

1）北野忠則, 清水建彦, 上田新一, 成川公一, 星野　茂, 井上正義. 臼歯用可視光線重合型コンポジットレジン Lite-fil P の長期臨床経過観察. 日歯保存誌, 2000, 43: 564-571.

2）Akimoto N, Takamizu M, Momoi Y. 10-year clinical evaluation of a self-etching adhesive system. Oper Dentistry, 2007, 32: 3-10.

其他国家

1）Peumans M, De Munck J, Van Landuyt KL, et al. A 13-year clinical evaluation of two three-step etch-and-rinse adhesives in non-carious class-V lesions. Clin Oral Investig, 2012, 16: 129-137.

2）Gordan VV, Blaser PK, Watson RE, et al. A clinical evaluation of a giomer restorative system containing surface prereacted glass ionomer filler: Results from a 13-year recall examination. J Am Dent Assoc, 2014, 145: 1036-1043.

图 1　复合树脂修复术后长期临床报告（10 年以上）

（2001—2011 期间的 12 篇）为对象进行 meta 分析所得研究报告可见：CR 修复的生存率良好，5 年间出现不良预后的年发生率（annual failure rate）是 1.8%，10 年间为 2.4%[3]。有人评论认为这是针对大学或者研究机构所得到的临床成绩，在这些场所能很好地控制治疗环境，有充足的时间开展治疗，因此这一数据和一般的临床环境所得到的数据应该是有差异的。事实上，不管是大学还是普通的齿科医院，粘接治疗的基本理论相同，没有细致的操作自然不会有成功的粘接治疗。

不能说所有的 CR 修复病例在治疗后 10 年都可以毫无变化，但是在正确修复的前提下，给予长期术后维护和适当的修补，多数病例是可以满足需求的。尤其是后牙修复，观察患者咬合状态引起的术后多年的咬合面磨耗情况可见，根据定期术后维护观察到的变化进行修复体的修补是可行的。如果修复术后早期即出现了脱落或修复体破损等问题，需要尽快检查基本的充填方式，确认光聚合器的性能。此外，修复术后的定期维护，尤其是定期的菌斑控制对延长修复体寿命具有重大意义。

◉ **文　献**

[1] 森田　学，石村　均，石川　昭ほか. 歯科修復物の使用年数に関する疫学調査. 口腔衛生会誌，1995, 45: 788-793.
[2] 青山貴則，相田　潤，竹原順次，森田　学. 臼歯部修復物の生存期間に関連する要因. 口腔衛生会誌，2008, 58: 16-24.
[3] Opdam NJ, et al. Longevity of posterior composite restorations: a systematic review and meta-analysis. J Dent Res, 2014, 93: 943-949.

病例 1　复合树脂修复的长期病例

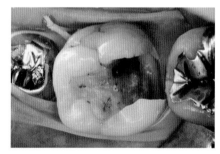

图 1-1　因继发龋出现，去除 46 的 Ⅱ 类洞金属嵌体以及感染牙本质，远中龋洞很深，使用橡皮障隔离术对远中牙龈侧进行隔湿

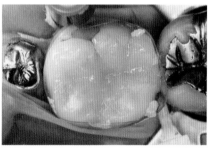

图 1-2　CR 充填后即刻状态 使用透明聚酯成形片和邻间楔（Kerr）完成邻面成形，常规树脂粘接处理后进行 CR 充填

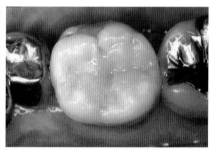

图 1-3　术后 去除隔离装置和橡皮障隔湿系统，调整咬合，修整形态，打磨抛光

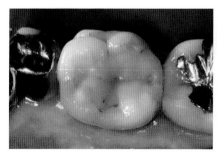

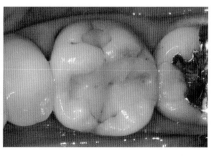

图 1-4　术后 15 年 CR 表面有轻微磨耗，可见边缘部分区域有着色，美观性下降。但是没有临床症状，可在口腔内行使正常功能。47 近中有嵌体术后继发龋，进行再修复

图 1-5　术后 21 年 CR 修复体表面可见进一步的变化，但是未出现牙髓症状等临床问题，依然可以行使正常功能

17 复合树脂修复的修补以及再修复的基本标准

　　修复体修补（repair）和再修复并无明确的标准，术后复诊时观察修复体表面以及修复体周围的变化，因症施治，尽量先尝试修复体的修补。如果有既往史不明确的复合树脂（CR）修复治疗后出现了明显的继发龋、边缘破损、边缘着色或者修复体整体变色等不良修复体，则选择再修复。

秋本尚武

　　初诊患者来院进行口腔检查常常会发现需要再修复的 CR 修复体。这些不良修复体包括有 CR 修复体与牙体完全脱粘接的病例，显著的形态不佳、与邻牙联合粘接充填的病例以及显著的继发龋等，难以理解为何会有这样的修复（图1，图2）。针对这些 CR 修复体，毫无疑问需要进行再修复。此外，对于那些既往修复史不明确而又出现不良反应的 CR 修复体也需要进行再修复。CR 修复是建立在牙釉质及牙本质成功粘接基础上的治疗方法，对那些不了解 CR 修复时的基本状况，无法判断牙体粘接效果的病例，应该将旧充填体完全去除，在龋蚀检知液的辅助下去除感染的牙体组织，然后进行恰当的粘接处理后再完成 CR 修复。

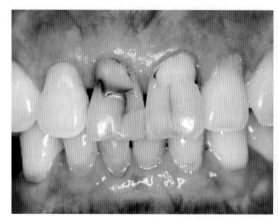

图1　前牙牙颈部不良 CR 修复
可见11牙颈部有明显粘接不良的 CR 修复体。唇侧中央附近可见从牙釉质表层向内部延伸的因粘接不良产生的褐线。没有正确的粘接处理就会出现这样的术后变迁，需要再修复

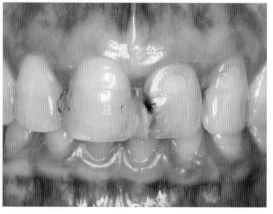

图2　前牙不良 CR 修复
11 与 21 的 CR 修复体粘在一起，可见牙龈炎症。21 可见明显的继发龋。这是无视解剖学形态的 CR 充填，难以理解为何会有这样的充填方式，这是需要再修复的病例

在治疗后回访复诊时观察 CR 修复体的变化可进行修补的情况有：①褐线（边缘着色），边缘的小破损，CR 表面着色，磨耗等 CR 材料的问题；②继发龋，洞缘处牙体的微小破损，牙体的磨耗等牙齿自身的问题。其中最常见的是充填体周围的褐线与微小破损，尤其是使用自酸蚀粘接系统修复的情况，术后 1 年左右就可能因为 CR 与粘接剂之间的飞边而出现不良反应。自酸蚀粘接系统对切削过的牙釉质与牙本质的粘接强度都很高，但是对未切削过的牙釉质则很弱。鉴于此，如果粘接剂和树脂超出洞缘，则会在未切削过的牙釉质表面形成飞边，这部分树脂与牙釉质表层之间是没有有效粘接的，这些飞边就是破损和褐线的根源（图 3）。但是这部分充填体边缘的牙体组织并未脱矿，

这些褐线与破损不一定会引发继发龋。针对这些病例，用超细砂的金刚砂车针、钨钢车针或抛光碟等器械将 CR 充填体周围的飞边精心的去除，直到完全露出窝洞边缘线。修复完成后一定要向患者说明，修复术后半年左右会有出现褐线的可能性。

此外，修复术后数年经常会见到后牙区 CR 修复磨耗引起的变化，还有一些金属嵌体更换为 CR 进行再修复的病例，窝洞都会比较大（图 4），治疗这些病例时可将表层的 CR 与洞缘牙釉质去掉一层，暴露出新鲜界面，进行恰当的粘接操作之后用 CR 完成修补。此外，对于金属烤瓷冠或树脂冠冠方破损、牙颈部暴露，金属嵌体周围牙釉质破损或继发龋等，都可以使用 CR 进行修补修复。

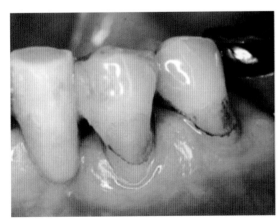

图 3　前磨牙牙颈部 CR 修复的边缘着色
未切削牙本质表面的超充导致的边缘着色

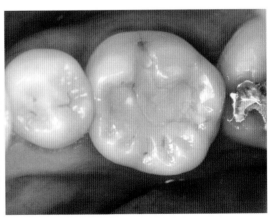

图 4　磨牙咬合面 CR 修复体的磨耗
16 咬合面的 CR 被磨耗，修复体边缘未见黑线，因此先去除表层的 CR 尝试进行修复体的修补

18 使用复合树脂修补修复时粘接操作的注意事项

用复合树脂（CR）进行修补修复时，将被粘接部位切削出新鲜的粘接界面，进行被粘接面清洁，对各种不同材质的被粘接面进行匹配的前处理（表面处理），这是至关重要的。

秋本尚武

可使用 CR 进行修补修复的病例包括：① CR 充填体边缘微小破损及继发龋，② CR 修复体表面磨耗或变色，③金属嵌体周围牙釉质破损或继发龋，④树脂冠或金属烤瓷冠的冠方破损，⑤牙冠色修复体的颈缘暴露导致的美学缺陷。很多此类病例待修补区域的粘接对象并非一种被粘接体，比如 CR 充填体边缘破损需要修复时，被粘接面是 CR 与牙体组织。牙龈萎缩导致的修复体颈缘暴露需要修复时，被粘接面是牙本质、金属与 CR（树脂甲冠）。

作为被修复的被粘接对象可大体分类为①瓷与 CR，②金属，③牙体组织（牙釉质与

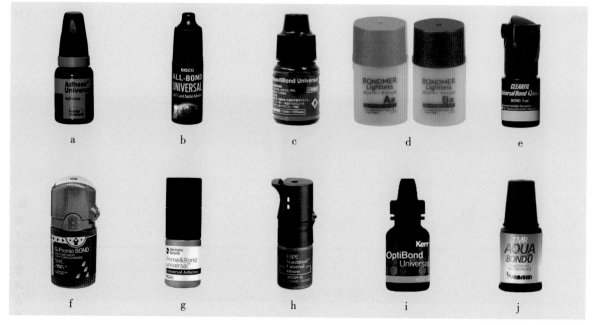

图 1 针对各种被粘接体不需使用前处理剂可直接与 CR 粘接的产品代表

a.Adhese Universal（Ivoclar Vivadent）。b. all-bond Universal(BISCO)。c.BeautiBond Universal(松风)。d.Bondmer lightess(德山)。e. clear universal bond QuickER(可乐丽)。f. G-Premio Bond(GC)。g.Prime&Bond Universal(登士柏)。h.ScotchBond Universal(3M)。i.OptiBond Universal(Kerr)。j.TMR-AQUA Bond O(YAMAKIN)

牙本质）。最近，多个厂家都上市了一种不管被粘接体是什么材料都适用的通用型粘接剂（Universal Adhesives），使用非常方便（图1）。尽管如此，充分理解各个被粘接体对应的前处理方法（表面处理）对完成粘接操作是至关重要的。此外，对修复的被处理界面涂布处理剂之前，一定要进行完善的表面粗化与清洁。现针对各种被粘接体对应的处理剂以及修补修复的操作步骤进行解说（图2，图3）。

1. 瓷与树脂

硅烷化处理（对CR而言其处理对象是填料）。进行硅烷化处理时，一般先要在瓷或CR表面做磷酸酸蚀，流水冲洗、干燥，起到表面清洁及活化效果后，再涂布硅烷偶联剂。现在各厂家都有硅烷偶联剂在售，不同厂家的产品使用方法略有不同，务必要仔细阅读使用说明书后正确使用。

2. 金属

清洁被粘接体后用金属处理剂进行处理（被粘接体表面喷砂后效果更佳）。金属表面仅需要涂布一次金属处理剂即可（病例1）。

被粘接面	处理剂
瓷	硅烷偶联剂
复合树脂	硅烷偶联剂
金属	金属处理剂
牙釉质	磷酸酸剂蚀或自酸蚀处理剂
牙本质	自酸蚀处理剂

图2 各被粘接面需要进行的粘接前处理（表面处理）

被粘接界面包括金属和瓷的情况下

1. 被粘接面粗化处理
2. 被粘接面（金属与瓷）用磷酸处理，水洗、干燥
3. 涂布金属处理剂，干燥
4. 涂布硅烷偶联剂，干燥
5. 使用粘接剂进行粘接处理
6. CR充填，光照固化

图3 各种被粘接体混合存在时各处理剂常规使用顺序

病例1 烤瓷熔附金属冠的破损

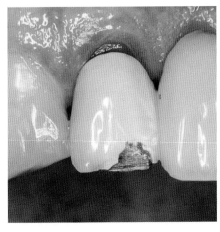
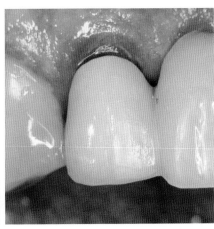

图1-1 术前与前处理（粘接处理）
被粘接面包括金属与瓷，需要根据不同材质进行相应的前处理（金属处理剂与硅烷偶联剂处理）。先进行喷砂粗化，磷酸酸蚀清洁，在金属面涂布金属处理剂，之后将等量混合的瓷处理剂与树脂基处理剂涂布在整个被粘接体表面，随后涂布粘接剂，光照固化（可乐丽公司产品）

图1-2 粘接处理及术后
将遮色树脂薄薄的涂布在金属表面，光照固化，CR充填

3. 牙体组织

对于牙釉质，可进行磷酸酸蚀或用自酸蚀处理剂处理，牙本质未暴露的情况下，磷酸酸蚀是可行的（病例2）。对于牙本质，按照常规CR充填的粘接处理方式，两步法或一步法粘接系统均可使用。

病例2　后牙咬合面树脂磨耗

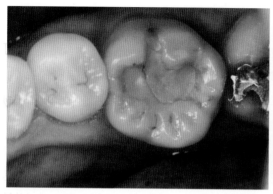

图2-1　术前
CR充填修复后10年。CR磨耗，咬合形态不复存在。无边缘着色，未见继发龋，可行陈旧CR部分去除后修补修复术

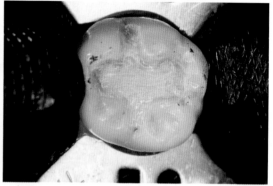

图2-2　去除一部分陈旧CR
使用金刚砂车针去除部分表层陈旧CR，牙釉质也进行表层的磨除

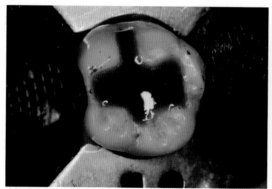

图2-3　粘接处理1
被粘接体为牙釉质与CR，用磷酸酸蚀凝胶（Kerr）处理窝洞

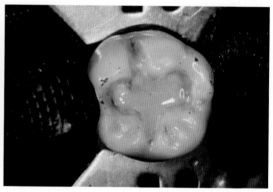

图2-4　粘接处理2
陈旧的CR需要做硅烷化处理，瓷处理剂与树脂基处理剂混合后涂布在窝洞内，干燥后，在整个被粘接面涂布粘接剂，光照固化

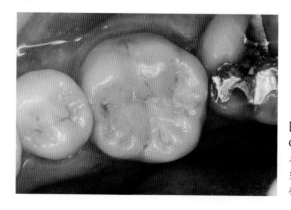

图2-5　术后
CR充填术后，确认咬合状态，修形、打磨，保持术前的咬合关系。如果CR磨耗不是由于对颌牙牙尖异常咬合导致的，则可以像本病例这样用CR进行修补

19 对于树脂再修复需要考虑的问题

充分观察旧修复体与周围牙体，分析再修复的原因。在去除陈旧修复体时，尽可能保存健康牙体组织，非必要情况下尽量不扩大洞形。

秋本尚武

在后牙区，经常会遇到金属嵌体等间接修复体破损或继发龋的情况，需要进行再修复（病例1）。复合树脂（CR）修复的前后牙都会有变色、磨耗、边缘破损或体部折断脱落，修复体周围牙体的折断、继发龋等问题发生，需要修补或再修复（参考Q17）。判断需要再修复后，要注意在去除陈旧修复体时，尽可能保存健康牙体组织，非必要情况下尽量不扩大洞形。

1. 再修复的原因

导致树脂再修复的原因多种多样，但多数是因为树脂与牙体粘接不良，尤其是在前磨牙邻面牙龈区的边缘继发龋极为多见。再修复时，要以正确的粘接处理为基础进行树脂修复，菌斑控制要彻底，以防止再出现继发龋。

CR修复是以CR与牙体之间的粘接为前提，并不需要窝洞外形的预防性扩展。因此，洞形在邻接面的边缘设定位置经常会落在非自洁区，只要施以正确的粘接处理及CR修复，牙体与CR的界面并不会出现继发龋。但是如果菌斑控制不佳，邻面龋的发生率会比较高，这与CR修复的质量无关。CR不会脱矿，所以一定是在牙面上出现脱矿部位，继发龋从脱矿区逐渐扩展而成。当然这并不能说包含邻接面的树脂修复都会出现继发龋，而且这种情况也不仅限于树脂修复，邻面彻底的菌斑控制对各种修复都至关重要。再修复后如果CR表面比较粗糙则会成为易于菌斑附着的环境，因此选择光滑度高，不易于细菌附着的CR是很有必要的。

2. 继发龋

去除感染牙体组织进行修复后再次出现的龋坏被称作继发龋。未完全去除感染牙本质导致边缘封闭不完全是常见原因之一。现在临床中为避免深龋治疗时露髓，多会以保髓为目标，特意保留洞底部感染牙本质，之后进行严密封闭，以期洞底的牙本质能够在3~6个月后实现再矿化，这是温和的保髓方案。众所周知，尽管洞底有部分残存的感染牙本质，但只要洞缘处能严密封闭，就并不会发生龋损的进展。鉴于此，CR修复要得到确凿的粘接效果，用龋蚀检知液为引导去除已感染的牙本质极为重要。此外，可靠的粘接效果与材料使用密切相关，详细阅读厂家提供的产品使用说明书，按照厂家的提示使用正确的方式进行粘接处理是必不可少的环节。

涉及邻面的 CR 修复，龈外展隙是非自洁区，这部分的菌斑控制至关重要。尤其是针对患龋风险高的患者，具有抗菌性的树脂粘接剂（Bond FA，可乐丽）和 Giomer 系列产品（有氟离子释放与再充以及多种离子缓释的 CR 修复系列，松风）是推荐的产品。

病例 1　金属嵌体修复后的继发龋

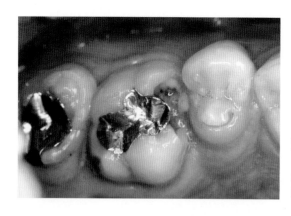

图 1-1　术前
Ⅰ类洞嵌体修复后可见近中大范围龋坏，考虑邻面菌斑控制不良导致龋坏，近中牙体抗力不足出现破损，这些都是导致继发龋的原因

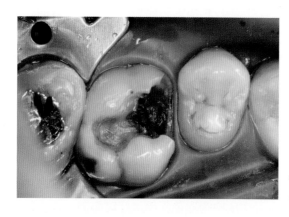

图 1-2　用龋蚀检知液对感染牙体组织染色
图示为上障后去除金属嵌体，窝洞内用龋蚀检知液染色的状态。近中可见红染颜色很深的部分，预测窝洞应该很深。用橡皮障将齿间牙龈乳头压紧，暴露出窝洞的龈边缘。为了避免再修复后龈壁再出现继发龋，这部位的隔湿必须高度重视

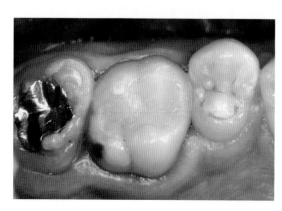

图 1-3　术后
CR 修复再现邻接面及咬合面的解剖形态